CONTRIBUTION A L'ÉTUDE

DU

TRAITEMENT

DE LA

SYPHILIS DU NOUVEAU-NÉ

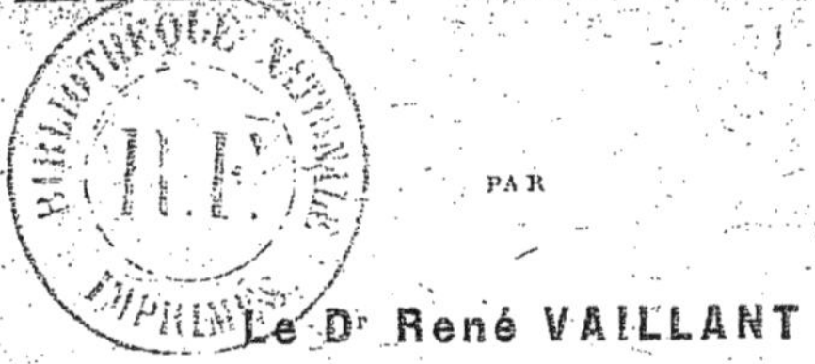

PAR

Le Dr René VAILLANT

CHARTRES

IMPRIMERIE DURAND

RUE FULBERT

1907

(Vostotchnaia voïna...)

Guerre d'Orient 1877-1878,

d'après les documents officiels et autres renseignements

Par

J. J. Sikhra.

Tome I.

1re livraison.

Jusqu'au passage du Danube par les Russes.

Pourparlers diplomatiques. Description du théâtre de la guerre. Forces des deux belligérants. Passage de la frontière par les Russes et ouverture des hostilités.

S. Pétersbourg,
imprimerie d'Ettinger.
1879.

CONTRIBUTION A L'ÉTUDE

DU

TRAITEMENT

DE LA

SYPHILIS DU NOUVEAU-NÉ

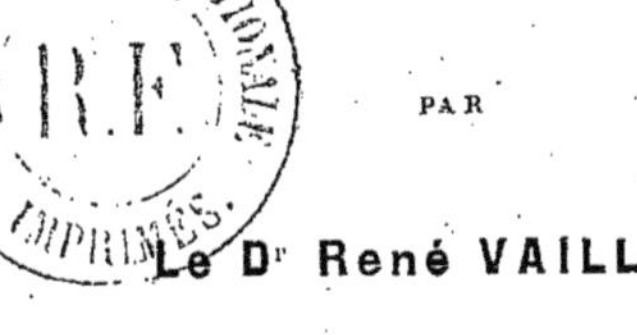

PAR

Le Dr René VAILLANT

CHARTRES
IMPRIMERIE DURAND
RUE FULBERT

1907

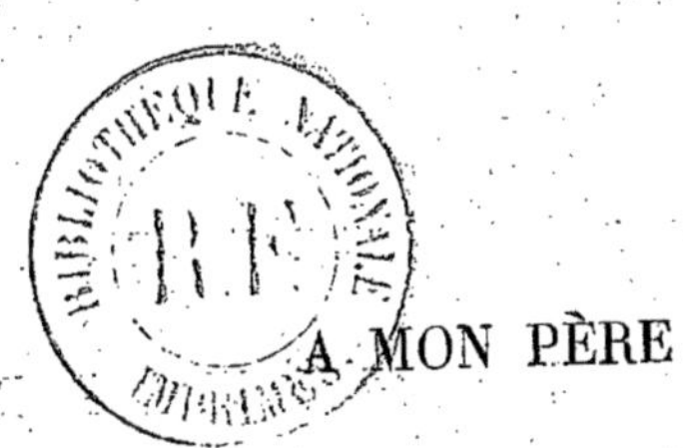

A MON PÈRE

A MON PRÉSIDENT DE THÈSE

MONSIEUR LE PROFESSEUR BAR

A LA MÉMOIRE

DU PROFESSEUR TILLAUX
(Externat, 1903.)

A MES MAITRES DANS LES HOPITAUX :

M. LE PROFESSEUR AGRÉGÉ NÉLATON
(Externat, 1903-04.)

M. LE DOCTEUR BARTH
(Externat, 1904-05.)

M. LE PROFESSEUR AGRÉGÉ CHAUFFARD
(Externat, 1905-06.)

M. LE PROFESSEUR AGRÉGÉ MAYGRIER
(Externat, 1906.)

M. LE PROFESSEUR AGRÉGÉ MÉRY
(Externat, 1907.)

A MM. LES DOCTEURS MILIAN, RATHERY,
RUDAUX, SCHWAB, A. SCHWARTZ,
EUG. TERRIEN

A M. Le Docteur G. MAUNOURY

CHIRURGIEN DE L'HOTEL-DIEU DE CHARTRES

INTRODUCTION

Parmi les causes de la grande mortalité infantile, l'une des plus attachantes est certainement l'hérédosyphilis. Comme l'a dit en effet avec sa très grande autorité M. le Pr A. Fournier, elle « tue quantité d'enfants au seuil de la vie, dans leurs premiers jours, leurs premières semaines, leurs premiers mois, sans parler de ceux en plus grand nombre encore qu'elle tue *in utero* ».

La statistique accuse parmi les hérédosyphilitiques une mortalité qui peut être évaluée à 58 pour 100 (P. Gastou), chiffres qui disent assez l'intérêt de la question du traitement de la syphilis du nouveau-né, surtout si l'on songe aux tares spéciales auxquelles bien des survivants ne sauraient échapper.

On ferait donc œuvre de bon médecin si l'on pouvait préciser le mode de traitement susceptible de sauver la plupart des petits syphilitiques, et d'améliorer les conditions de ceux qui résistent au mal sans cependant en triompher.

A côté de l'intérêt social que comporte une telle étude, il s'en dégage des conséquences pratiques pour le médecin, dont la responsabilité sera engagée quand il n'aura pas su dépister une syphilis latente chez un enfant envoyé en nourrice, et dont la réputation sera fortement ébranlée s'il laisse mourir en quelque jours un enfant né sain en apparence, en réalité atteint de syphilis fruste.

Ces considérations de deux ordres, auxquelles nous ont fait songer plusieurs enfants nés dans le service de M. Maygrier, suivis à la consultation des nourrissons, nous ont décidé à prendre comme sujet de notre thèse le traitement de la syphilis du nouveau-né ; et les quelques observations que nous avons recueillies pendant notre externat à la Charité ont été les premiers éléments de ce modeste travail. Il nous a été précieux d'avoir l'encouragement de M. Maygrier, qui a bien voulu nous autoriser à pratiquer des injections d'huile grise chez un nourrisson, et qui nous a permis de faire, dans les archives de son service, des recherches menées à bien grâce à la très grande obligeance de sa sage-femme en chef Mlle Hiérnard. Les documents recueillis constituent une étude comparative des traitements mercuriels les plus employés chez le jeune enfant : frictions, liqueur de Van Swieten, injections de biiodure.

Avant d'aborder l'étude du traitement proprement dit, nous rappellerons rapidement les éléments symptomatiques de la syphilis du nouveau-né, et en particulier le rapport des poids du placenta et du fœtus d'une part, l'évolution de la courbe de poids de l'enfant d'autre part.

Puis nous étudierons les différentes formes sous lesquelles le mercure a été donné aux nourrissons, nous appuyant, pour juger de leur valeur thérapeutique, sur les résultats obtenus dans les observations recueillies à la Charité. Nous examinerons les indications des principales préparations mercurielles. Nous plaçant ensuite au seul point de vue des enfants de la clientèle hospitalière nous verrons l'utilité des consultations des nourrissons beaucoup plus grande encore pour tous les petits syphilitiques que pour les autres enfants.

Et nous terminerons en montrant comment on pourrait réaliser le traitement idéal de la syphilis du nouveau-né.

Qu'il nous soit permis, maintenant, de dire combien nous serions heureux, si notre travail mené à bien pouvait être un faible gage de notre gratitude envers le Maître, qui nous l'a conseillé, et qui nous a honoré de sa grande bienveillance.

ÉLÉMENTS DE DIAGNOSTIC

Avant d'aborder l'étude du traitement, il est nécessaire de préciser quels sont les signes qui permettent de diagnostiquer la syphilis chez le nouveau-né.

Tout d'abord nous rappellerons la division classique en syphilis acquise, assez rare, qui ne diffère pas de la syphilis de l'adulte au point de vue des signes, et la syphilis héréditaire, distinguée de la précédente par l'absence d'accident primitif. Cette dernière peut être précoce ou tardive. Avec Parrot, nous entendrons par syphilis héréditaire la modalité « dans laquelle le produit est infecté par l'un des générateurs ou par tous les deux, soit au moment de la fécondation, soit dans le cours de la vie intra-utérine ». Et par conséquent la syphilis, dont on constatera l'existence à la naissance de l'enfant, pouvant dater de la fécondation, de la formation de l'œuf, il est dès maintenant logique de dire la nécessité d'un traitement prophylactique de la syphilis du nouveau-né.

La syphilis héréditaire précoce, qui peut se manifester à la naissance ou dans les premiers mois, est la syphilis du nouveau-né proprement dite ; la syphilis héréditaire tardive ne se déclarant que quelques années après la naissance ne nous préoccupe pas ici par conséquent.

Quant à la para-syphilis héréditaire, elle consiste en lésions remontant à la vie intra-utérine inaccessibles au traitement spécifique.

Nous avons dit que la syphilis peut dater de la fécondation ; mais est-il possible de soupçonner la syphilis fœtale et d'agir dès lors assurément contre l'infection.

L'examen des parents suffit quelquefois à conclure à une probabilité plus ou moins grande, suivant que la mère ou le père seulement est contaminé, suivant qu'ils le sont tous deux, enfin suivant l'âge de cette syphilis. A côté des accidents nettement spécifiques, il est des renseignements de très grande valeur fournis par l'interrogatoire, relatifs aux antécédents de la mère : l'existence d'avortements antérieurs répétés, l'existence d'accouchements prématurés peuvent suffire à faire croire à la spécificité.

Enfin, pendant la grossesse, le diagnostic porté d'hydramnios devra faire songer à la syphilis au cours de laquelle il est fréquent (Bar, Fournier, Pinard).

Après l'accouchement, après la délivrance, l'examen du fœtus et des annexes qui doit être toujours fait avec beaucoup de soin devra être encore plus scrupuleux, si les antécédents de la mère ont éveillé quelque soupçon.

Le placenta présente une hypertrophie sur laquelle le Pr Pinard a beaucoup insisté. Il est augmenté à la fois de volume et de poids, et surtout il y a augmentation du rapport qui existe normalement entre le poids du placenta et le poids du fœtus. Alors que ce rapport, dans le cas d'un enfant normal, est de 1/6 environ, il peut atteindre 1/4 dans le cas d'un fœtus syphilitique à terme. M. le Dr A. Schwab a bien montré, dans sa thèse que le placenta syphilitique est modérément hypertrophié quand le fœtus naît vivant et à terme, notablement hypertrophié quand le fœtus naît avant terme, très gros et très pesant quand il coïncide avec un fœtus mort et macéré.

La consistance a beaucoup moins d'importance, car elle est variable, tantôt molle, œdémateuse, tantôt dense et ferme. Enfin le placenta est pâle ou blanc jaunâtre, il contient souvent des foyers hémorragiques, de nombre, de volume et de date variables, ordinairement plus nombreux du côté de la face fœtale.

Le cordon est parfois dur, scléreux, les vaisseaux offrent macroscopiquement une tunique épaisse et restent béants.

Ces signes macroscopiques n'ont cependant rien d'absolu. Seul l'examen microscopique pourra transformer une probabilité en certitude en montrant les détails histologiques et surtout bactériologiques. Les villosités choriales sont hypertrophiées et déformées, leurs vaisseaux sont le siège d'une endopériartérite et d'une endophlébite plus ou moins généralisées s'accompagnant d'une infiltration embryonnaire ou scléreuse périvasculaire. Le stroma des villosités est altéré par une infiltration embryonnaire, parfois par une transformation scléreuse. Enfin, l'épithélium de revêtement des villosités est ou détruit ou proliféré. La membrane du chorion est souvent épaissie. Le cordon ombilical peut présenter aussi une infiltration embryonnaire plus ou moins marquée et des lésions vasculaires avec prédominance d'endophlébite (Francischioni). A ces notions précisées par M. Schwab est venue s'ajouter depuis 1906 la recherche dans le placenta du spirochète de Schaudin (Treponema pallidum) pratiquée par MM. Wallich et Levaditi d'une part, Nattan-Larrier et Brindeau d'autre part. Ces auteurs ont trouvé le spirochète autour des vaisseaux un peu épaissis et dans les grosses cellules de la couche superficielle de la caduque.

Il est donc possible de baser un diagnostic ferme sur l'*examen microscopique du placenta,* bien que rien du côté de l'enfant n'ait permis de confirmer l'existence d'une syphilis présumée.

Au moment où va naître cet enfant, on sait déjà s'il est prématuré, d'après la connaissance de la date des dernière règles de la mère et d'après son petit volume évalué par la palpation.

A sa naissance il peut avoir l'aspect d'un enfant normal, ou bien il existe déjà des manifestations typiques. Il peut avoir un poids bien au-dessous de la normale, avoir une apparence cachectique qui l'ont fait comparer à un petit vieillard à cause de sa peau terne, ridée, jaunâtre.

Les lésions cutanées que l'on observe sont la syphilide bulleuse où pemphigus syphilitique qui est une des plus précoces, les syphilides papuleuses divisées en papulo-squameuses, papulo-érosives, papuleuses polymorphes, et enfin la syphilide gommeuse. La roséole est rare.

L'adénopathie qui existe dans la syphilis acquise est plus rare dans la syphilis héréditaire.

Comme dernières manifestations cutanées on peut observer l'onyxis, l'alopécie.

Du côté des muqueuses il faut rechercher les fissures des lèvres et de leurs commissures, les fissures de l'anus et surtout le coryza qui tire sa grande importance diagnostique de sa précocité et de sa fréquence.

En résumé, les accidents cutanés et muqueux, qui sont les plus précoces sont le pemphigus palmaire et plantaire, et le coryza.

Les manifestations viscérales les plus fréquentes sont l'augmentation de volume de la rate, du foie et des testicules qui sont parfois durs et scléreux.

Du côté du système osseux on peut noter des déformations du crâne (front olympien, front en carène, crâne natiforme) des os du nez, et la pseudo-paralysie syphilitique des nouveau-nés ou maladie de Parrot, toutes localisations qui se manifestent généralement assez tardivement.

Citons pour terminer cette énumération les affections parasyphilitiques qui peuvent être indépendantes des accidents vrais de syphilis ou parallèles à eux, entre autres : l'hydrocéphalie, les malformations des membres, etc.

Si quelques-uns des signes précités existent, le diagnostic sera fait ; il sera confirmé à la rigueur par la recherche du *treponema pallidum* dans le cas où quelques doutes persisteraient sur la nature du pemphigus ou de papules cutanées.

Mais quelquefois l'enfant, né près du terme ou à terme, présente les apparences de santé, la mère ne portant pas non plus de manifestation spécifique. Et cependant quelques jours après la naissance l'enfant malgré une ration alimentaire suffisante et de bonne qualité, malgré l'absence de troubles digestifs ou autres, continue à diminuer de poids pendant 4 jours et plus, quelquefois 8 ou 10 jours. Il y a là, comme l'ont dit MM. Boissard et Devé, « un état paradoxal » entre la quantité de lait ingéré et la courbe alimentaire, état ne relevant ni d'une affection aiguë, ni d'une gastro-entérite, qui disparaît par le traitement mercuriel. Il est permis dans ces cas d'affirmer l'existence d'une syphilis héréditaire atténuée. Le diagnostic a été fait en somme par la balance et le mercure. Ces cas de syphilis latente ne sont pas rares, nous en trouverons un bon nombre dans nos observations.

En résumé, le diagnostic peut être fait par l'examen clinique de l'enfant, par l'examen microscopique du placenta, par la comparaison du poids de ce dernier avec celui du nouveau-né jointe à la lecture du graphique des pesées quotidiennes.

TRAITEMENT

I. — TRAITEMENT PROPHYLACTIQUE

Quand le diagnostic de syphilis du nouveau-né est porté, le traitement spécifique s'impose ; il s'impose aussi, dans les cas où on a tout lieu de croire à une syphylis fœtale, autant dans l'intérêt de la mère que dans l'intérêt de l'enfant.

La nécessité de ce traitement est prouvée : en premier lieu, expérimentalement puisque le mercure et les iodures ingérés par la mère passent dans le placenta et dans le fœtus ; en second lieu par la clinique puisque des femmes traitées judicieusement peuvent mener à terme leur grossesse et mettre au monde un enfant en apparence de bonne santé.

Mais il y a un devoir plus important encore pour le médecin, c'est d'essayer par son influence morale sur ses malades, d'empêcher la procréation de petits syphilitiques.

La conduite à suivre, réglée par M. A. Fournier et adoptée par presque tous les praticiens, varie selon qu'il s'agit d'un individu avant le mariage ou après le mariage accompli.

Dans le premier cas on n'autorisera le mariage que quatre, cinq ou six ans après l'accident primitif si le traitement a été suivi de façon suffisante. Sinon il faudra soumettre à nouveau le malade à une nouvelle cure même en l'absence d'accidents. Le mariage ne sera autorisé qu'après une période de 18 mois passée sans accidents pour les syphilis récidivantes et prolongées.

Si le sujet est marié, il faut lui dire comment il peut contaminer sa femme, lui interdire la paternité puisqu'en même temps il risque de provoquer un avortement et de contagionner sa femme par l'intermédiaire du fœtus. Il doit suivre un traitement énergique et prolongé.

Quand la femme d'un individu syphilitique récent est enceinte, il vaut mieux la soumettre au traitement, qu'elle soit syphilitique ou non, car, si elle n'en tire aucun profit au cas où elle n'est pas infectée, on peut du moins espérer protéger l'enfant. Le succès sera d'autant plus probable que l'on aura agi plus tôt.

On aura recours au traitement mercuriel, qui sera employé à doses moyennes ou même faibles puisqu'on recherche surtout l'influence préservatrice pour l'enfant. Quelle préparation de mercure employer ? C'est là une question d'appréciation toute personnelle, qui variera suivant les circonstances qui sont quelquefois très embarrassantes pour le médecin. Comment en effet imposer un traitement prolongé et souvent ennuyeux à une femme qui n'a aucune raison de se croire malade, si on ne peut lui expliquer ce qui motive ce traitement ! Le médecin dans ces cas rencontre de grosses difficultés qu'il ne peut résoudre la plupart du temps que par l'emploi d'un stratagème.

II. — TRAITEMENT PROPREMENT DIT

Dans la syphilis du nouveau-né comme dans la syphilis de l'adulte le médicament qui, depuis longtemps employé, a fait ses preuves et qui constitue le traitement de fond, c'est le mercure.

Accessoirement les iodures sont quelquefois indiqués, bien que de nos jours ils soient moins en faveur.

ATOXYL

Récemment on a fait grand bruit autour d'un produit qui a rendu de grands services dans le traitement de la maladie du sommeil, et qui a été proposé et essayé par M. Paul Salmon comme traitement antisyphilitique chez l'adulte. Ce composé arsenical, qui, d'après de récentes recherches, paraît avoir la constitution d'un phénylarséniate de soude (F. Blumenthal), a été désigné du nom d'*atoxyl.* Mais en dépit de sa dénomination il n'a pas été sans provoquer des accidents, des phénomènes d'intoxication : troubles oculaires ou augmentation des lésions déjà existantes (E. Fournier, Lévy-Bing, E. Lesser) (1), pigmentations intenses et persistantes aux points où existaient les syphilides avant le traitement (Lenglet), phénomènes gastro-intestinaux, néphrite, cystite (E. Lesser), diminution de tous les éléments du sang comme quantité et comme valeur (Lévy-Bing). Enfin, M. H. Hallopeau, grand partisan de l'atoxyl qu'il a expérimenté dans un grand nombre de cas, a constaté beaucoup d'accidents le plus souvent bénins et de courte durée, mais quelquefois cependant inquiétants. Ce qui a fait dire à M. A. Fournier qu'il trouvait les meilleurs arguments contre l'atoxyl dans les observations mêmes de M. Hallopeau. Ces inconvénients sont assez importants pour que la pratique de cette nouvelle méthode chez des nouveau-nés soit encore différée.

La valeur thérapeutique de l'atoxyl ne peut évidemment pas encore être appréciée, en admettant même que les résultats obtenus actuellement soient satisfaisants, il faudra attendre plusieurs années pour que l'on puisse utilement comparer son action à longue distance avec celle du mercure. A ce moment seulement il sera permis de faire en quelque sorte la balance entre les risques et les avantages de la méthode.

IODURES

Les iodures, qui trouvent leur indication dans les

(1) *Société de dermatologie et de syphiligraphie*, 5 juillet 1907. *Société de médecine interne de Berlin*, 10 juin 1907. *Société de médecine interne de Berlin*, 1er juillet 1907.

manifestations viscérales et dans les accidents parasyphilitiques seront essayés tout d'abord à la dose de 10 centigrammes par jour chez les nouveau-nés. On les prescrira ensuite à dose quotidienne de 20 à 30 centigrammes.

MERCURE

Le mercure, déjà connu par les médecins arabes au xe siècle, fut introduit en Europe en 1087 par Constantin l'Africain. Tout d'abord employé contre certaines affections cutanées parasitaires, contre la lèpre, il fut utilisé spécialement dès la fin du xve siècle dans le traitement de la syphilis. Or à cette époque la syphilis du nouveau-né était connue et traitée elle aussi par le mercure. Mais comment ? Craignant l'action directe du mercure sur un organisme encore jeune les médecins soignèrent l'enfant par l'intermédiaire de la mère, qui seule était soumise au traitement spécifique jusqu'à ce qu'elle ait sevré son enfant. Si elle ne pouvait, pour une raison quelconque, le nourrir elle-même on traitait l'animal, une chèvre le plus souvent, choisi pour l'allaitement. Habituellement on pratiquait des frictions d'onguent mercuriel, et les auteurs de l'époque disaient que le lait dans ces conditions était presque toujours assez imprégné de particules mercurielles pour guérir l'enfant. Quand celui-ci était sevré, on le traitait directement en lui donnant du sublimé corrosif pris dans du lait, et cela souvent avec succès. S'il ne le supportait pas bien, on le soumettait aux frictions mercurielles.

Dès la fin du XVIIIe siècle le traitement direct est en faveur, mais il est presque toujours externe consistant en frictions et fumigations. Ces dernières, obtenues en projetant quelques grains de vif argent sur une capsule de terre ou de métal rougie au feu, étaient fort actives et rapides, dépassant trop facilement cependant l'effet recherché.

Antoine Musa modifia la méthode en exposant seulement le corps du patient aux fumigations, la tête étant isolée du milieu dans lequel étaient dégagées les vapeurs de mercure. Suivant cette pratique qu'il employa bien des fois Trousseau put dire qu'il était « convaincu de son innocuité et de son utilité ».

Vers 1855 l'usage interne du protoiodure de mercure est essayé dans la syphilis constitutionnelle.

Enfin le traitement direct et le traitement indirect étaient associés quand le besoin d'une thérapeutique active se faisait sentir.

Aux méthodes de mercurialisation par fumigations, ingestion, frictions et aussi balnéation est venue s'ajouter, essayée d'abord par Hebra et Hunter en 1860, la méthode des injections, mise en pratique en 1864 par Scarenzio de Pavie, utilisée depuis par de nombreux auteurs : Larrieu (1873), Kölliker (1877), Lorey (1882), Moncorvo et Ferreira (1891), Prokhorow, Nario, enfin MM. Barthélemy, Schwab et Lévy-Bing qui depuis 1903 ont systématiquement traité les nouveau-nés syphilitiques par injections mercurielles.

Après ce court historique, nous allons étudier maintenant les voies d'absorption utilisées de nos jours et les formes diverses sous lesquelles est employé le mercure chez le nouveau-né.

1. — Voie respiratoire.

Le traitement général de la syphilis par inhalation de vapeurs mercurielles est abandonné en France.

Il est utilisé de façon systématique par le Pr Welander de Stockholm depuis 1897, et a été adopté par d'autres médecins suédois et quelques Allemands.

Elle consiste à faire porter autour du cou du malade un sachet dans lequel est introduite une quantité, variable suivant l'âge de l'enfant, d'onguent mercuriel, ou d'une préparation à laquelle il a donné la préférence et qui est un amalgame de magnésium et d'aluminium mélangé à de la craie.

Quels sont les avantages reconnus par Welander? La rapidité de l'absorption qui est énergique, et l'efficacité, prouvées par des recherches chimiques et par la clinique. N'ayant pu recueillir une quantité d'urine suffisante pour y rechercher le mercure, Welander n'a prouvé la réalité de cette absorption que dans les cas où ses petits malades sont morts d'affection intercurrente et chez lesquels la recherche post mortem a été faite dans le sang, dans les viscères : foie, rein. Dans tous ces cas, d'ailleurs, l'examen a été concluant.

Quant aux résultats thérapeutiques chimiques, ils ont été « extraordinairement favorables » à son avis.

Enfin les complications seraient exceptionnelles.

Welander, pour justifier son opinion sur la méthode préconisée par lui, assure que plusieurs de ses confrères suédois, qui se sont conformés à sa technique, ont eu aussi des résultats très favorables. En Allemagne on aurait fait bon accueil à ce mode de traitement qui a sur les frictions l'avantage de la simplicité et de la propreté, et, sur les injections, l'avantage de la commodité, l'absence de douleurs.

Si Welander a démontré la réalité de l'absorption du mercure par la voie respiratoire, on peut du moins lui faire le reproche de ne pas savoir exactement quelle quantité de mercure a été absorbée, celle-ci pouvant varier beaucoup suivant la rapidité et l'amplitude des mouvements respiratoires de l'enfant, et suivant l'état de l'atmosphère dans laquelle il vit.

Les auteurs français Darier, Variot, Renault n'attachent pas grande importance aux tentatives de Welander pour réhabiliter le sachet mercuriel.

2. — Voie digestive.

Trois préparations peuvent être données aux nouveau-nés par cette voie : celle désignée dans l'ancienne pharmacopée sous le nom de « mercurium cum creta », la liqueur de Van Swieten, et le lactate neutre de mercure.

A. Mercurium cum creta. — Très anciennement connue en France, où elle a été abandonnée, cette préparation se présente sous forme d'une poudre gris sale, qui lui a valu en Angleterre le nom de « Gray powder ».

Composée de mercure métallique éteint à l'aide de craie en poudre, elle contient le tiers de son poids de mercure. Grâce au faible volume de la dose à donner quotidiennement il est facile de la faire absorber aux enfants en l'incorporant au lait, soit dans une cuillerée de lait exprimé du sein de la mère ou de la nourrice, soit dans le biberon en cas d'allaitement artificiel.

Pour faciliter la répartition des paquets, M. Variot, qui a remis en honneur en France ce produit, a modifié la formule primitive en incorporant du sucre de lait.

Mercurium cum creta. . . .	0,02 centigrammes.
Sucre de lait.	0,03 —
	pour un paquet.

Chaque paquet contient donc un peu plus de 45 milligrammes de mercure, dose qui sera augmentée suivant l'âge de l'enfant.

Les Anglais, chez des enfants de 6 mois à 1 an, donnent 5 à 6 centigrammes par jour.

Le traitement peut être poursuivi pendant 15 jours consécutifs, suivis de 8 jours de repos.

M. Variot a communiqué à la Société médicale des Hôpitaux en mars 1905 cinq observations d'enfants âgés de 3 à 13 mois dans lesquelles il a obtenu des résultats très satisfaisants : tolérance parfaite, amélioration rapide ou guérison.

Dans un de ces cas, en particulier, il a vu en 8 jours diminuer des syphilides, qui n'avaient été nullement modifiées par les frictions d'onguent mercuriel.

Cette médication hydrargyrique est pour M. Variot inoffensive, bien tolérée par les nourrissons ; elle constitue, pour M. Pouchet, un excellent mode d'administration par voie gastrique.

Comme toujours, en ce qui concerne l'absorption du médicament par voie gastrique, on a fait l'objection que l'on risquait de compromettre dans leur fonction l'estomac, l'intestin du nouveau-né si fragiles. En réalité il n'en a rien été dans les observations auxquelles nous avons fait allusion ; d'ailleurs il est bien certain que l'on devra tâter la susceptibilité du malade et qu'à la moindre annonce de trouble digestif pouvant provenir du traitement, on le cessera.

B. Liqueur de Van Swieten. — Une des préparations mercurielles les plus anciennes et le plus en usage dans le traitement de la syphilis du nouveau-né est la liqueur de Van Swieten dont la formule est bien connue :

Chlorure mercurique.	1 gramme.
Alcool à 90°.	100 —
Eau distillée.	900 —

Il faut trente gouttes de cette liqueur pour faire un gramme (Pouchet) et 1 milligramme de mercure.

Tous les jours on fait donner à l'enfant dix gouttes par mois d'âge et même plus ; certains médecins donnent même jusqu'à quarante gouttes par jour le premier mois, de quarante à soixante le second mois ; au-dessus de 1 an, on donnera jusqu'à 4 et 5 grammes.

Comment donnera-t-on ces gouttes ?

Il est une conduite très simple à réaliser, qu'il faut

suivre si l'on veut éviter les inconvénients possibles de l'ingestion de bichlorure de mercure.

Il faudra tout d'abord commencer par donner quelques gouttes de liqueur et augmenter progressivement jusqu'au moment où l'on aura atteint la quantité que l'on veut faire ingérer à l'enfant suivant son âge. De cette façon, si quelque trouble venait à montrer l'intolérance de l'enfant vis-à-vis du traitement, on le suspendrait et on en diminuerait la dose, à la reprise, ou bien on aurait recours à un autre mode de mercurisation.

Autre point essentiel : la dose quotidienne doit être répartie, en deux, trois, ou même quatre prises ajoutées au lait de la mère recueilli dans une cuiller ou dans un verre. La matière albuminoïde du lait réalise la formation d'une combinaison chloro-albumino-mercurielle, qui permet de tolérer plus facilement la préparation (Pouchet).

Grâce à cette pratique, les reproches que l'on a pu faire au traitement par la liqueur de Van Swieten relativement aux troubles digestifs causés par elle, ne doivent plus subsister. Les vomissements, les diarrhées dont on l'a accusée, nous n'avons jamais eu à les constater dans nos observations. Tout au plus quelquefois les selles ont pu être verdâtres (Obs. I) pendant un ou deux jours sans que jamais soit compromis l'état général de l'enfant. La courbe de poids n'a jamais subi de descente ou d'arrêt d'ascension correspondant à cette modification des selles. Au contraire nous avons vu (Obs. IV) la diarrhée existant avant le traitement, cesser sous son influence, fait qui se répète assez souvent.

Nous croyons qu'il faut, au point de vue de l'action

de la liqueur, de Van Swieten sur le tube digestif, considérer d'une part les enfants nourris au sein ou à l'allaitement mixte, d'autre part ceux qui dès leur naissance ou peu de temps après ont été mis à l'allaitement artificiel. Chez les premiers que seuls nous avons eu à observer, les résultats satisfaisants sont dus vraisemblablement à l'intégrité primitive de l'estomac.

Chez les autres au contraire le travail imposé à l'estomac par la digestion d'un lait animal ou le trouble apporté par des fautes d'alimentation, prédisposent le tube digestif à la gastro-entérite, qui apparaît alors à la faveur d'une nouvelle irritation, si faible soit-elle. Nous sommes persuadué que le succès du traitement est en grande partie sous la dépendance d'une bonne alimentation bien réglée.

Ce procédé facile est à la portée de tous, dans tous les milieux ; quant à son efficacité, elle est réelle comme le prouvent nos courbes de poids. Il n'est pas cependant d'une action assez rapide et énergique dans certaines formes de syphilis, qui, nous le verrons, relèvent d'un autre traitement.

En résumé, la liqueur de Van Swieten, donnée comme il a été dit, est un bon médicament dans nombre de cas où l'enfant, atteint d'une syphilis de moyenne intensité, est nourri au sein. La contre-indication essentielle est l'intolérance gastrique, l'émission de selles vertes passagères se rencontrant dans tous les modes de traitement mercuriel avec plus ou moins de fréquence.

Nous nous sommes appuyé pour porter un tel jugement sur les huit observations, qui vont suivre.

Observation I.

Mère syphilitique traitée pendant 1 an. — Enfant présentant des manifestations spécifiques 2 mois après sa naissance.

La femme Pe... entre à la Charité le 27 mai 1907.

Antécédents héréditaires. — Son père est mort de cause inconnue, sa mère est bien portante.

Collatéraux. — Sur 5 frères et sœurs qu'elle a eus, 4 sont morts quelques jours après leur naissance de cause ignorée.

Antécédents personnels. — Elle a fait ses premiers pas à 18 mois. Dans son enfance, elle a eu la scarlatine, la rougeole, la coqueluche.

Réglée depuis l'âge de 11 ans, ses périodes menstruelles avancent souvent de huit jours.

Antécédents obstétricaux. — Première grossesse en 1904, terminée à l'hôpital Beaujon par une fausse couche de 3 mois environ, suivie d'un curettage.

Un mois après cet avortement, la femme s'aperçoit de l'existence sur les grandes et petites lèvres de plaques rougeâtres pour lesquelles un médecin consulté la soigne pendant un an sans lui dire de quelle affection elle est atteinte. Vers cette même époque, elle aurait eu de fréquents maux de tête et aurait perdu beaucoup de cheveux. Le traitement consistait dans l'absorption par voie buccale d'une solution prise une semaine sur trois.

Le diagnostic rétrospectif, pour ainsi dire, de syphilis pouvait donc être fait, confirmé par ce fait que le père de la première grossesse, marié depuis, a vu sa femme faire elle aussi un avortement de quelques mois.

La femme Pe..., de son côté, s'est mariée. Son mari jusqu'alors n'aurait jamais été malade d'où l'espoir qu'on avait eu un moment de voir son enfant indemne.

Deuxième grossesse terminée le 27 mai 1907 par l'accouchement avant terme d'un garçon pesant 2 800 grammes.

Poids du placenta = 500 grammes,

Rapport $\frac{\text{Poids du placenta}}{\text{Poids de l'enfant}} = \frac{1}{5,6}$.

L'enfant, né sain en apparence, fait une chute de poids initiale de 225 grammes en 3 jours, c'est-à-dire qu'il pèse 2 575 grammes le 30 mai. Il augmente très régulièrement jusqu'au 8 juin, jour de sa sortie du service. Il pèse alors 2 830 grammes ce qui lui fait une augmentation de 31gr,8 par jour en moyenne.

A aucun moment par conséquent la courbe de poids n'a présenté les caractères de la courbe des nouveau-nés syphilitiques.

L'enfant a été revu à la consultation des nourrissons tous les mardis.

Le 18 juin, il pèse 2 850 grammes, et présente une éruption érythémateuse de la face. Les selles sont grumeleuses.

Le 19 juin, l'enfant, nourri exclusivement au sein maternel, est ramené pour qu'une tetée soit pesée. Il a diminué de 30 grammes en 24 heures. En cinq minutes l'enfant prend 80 grammes de lait. Comme la mère le laissait au sein près de dix minutes, il y avait certainement suralimentation, ce qui expliquait le caractère des selles mal digérées et l'érythème de la face.

L'alimentation est réglée, et de suite l'état est amélioré.

Le 2 juillet, poids 2 950 grammes.

Le 16 juillet, poids 3 120 grammes.

Le 30, le poids est de 3 620 grammes, c'est-à-dire qu'il y a eu une augmentation de 35gr,2 par jour depuis une semaine.

L'enfant est en mauvais état : sa face est couverte de croûtelles grisâtres siégeant aux sourcils, de chaque côté des ailes du nez, et dans le cuir chevelu au-dessus des oreilles ; ces croûtes rappellent l'aspect des lésions d'impétigo. Aux commissures latérales existent quelques petites fissures en disposition radiée.

La lèvre supérieure porte deux fissures, la lèvre inférieure en porte trois. L'anus est entouré de fissures longues et profondes d'aspect radié. En avant de lui, siègent une syphilide papulo-érosine, puis une syphilide papuleuse en arrière du scrotum.

Le foie et la rate ne sont pas perceptibles à la palpation.

Rien du côté des testicules.

Pas d'adénopathies.

L'examen des membres révèle l'augmentation de volume de l'extrémité supérieure de l'avant-bras droit, qui présente dans la même région une coloration rosée. La palpation et les mouvements provoqués arrachent des cris à l'enfant. Il y a intégrité de l'articulation. Les mouvements spontanés de ce membre sont nuls. Il s'agit d'une pseudo-paralysie syphilitique.

Donc cet enfant présente à l'âge de 2 mois des accidents cutanés, cutanéo-muqueux, et osseux syphilitiques.

On prescrit alors à la mère de donner dix gouttes de liqueur de Van Swieten par jour prises en deux fois dans une cuillerée de lait tiré avant la tetée, et d'augmenter de deux gouttes par jour.

Le 6 août, l'enfant pèse 3 900 grammes. Il a augmenté de 40 grammes par jour depuis la dernière consultation.

La croûte voisine de la narine droite se décolle. Les lésions de la région ano-génitale ne sont pas sensiblement modifiées.

La coloration rosée de l'extrémité supérieure de l'avant-bras droit a disparu ; sa palpation est toujours douloureuse.

Les selles, non diarrhéiques, sont verdâtres, sans odeur.

Le 13 août, le poids de l'enfant est de 4000 grammes. L'augmentation de poids a été de 14gr,4 par jour depuis le 6 août.

Les croûtes, qui existaient de chaque côté du nez, ont complètement disparu, laissant seulement à leur place une légère coloration rosée.

Celles des sourcis et des lèvres sont en voie de disparition.

Pas de modifications des lésions ano-génitales.

La rate est perceptible à la palpation.

Les selles au nombre de trois par jour sont jaunes et bien liées.

L'enfant prend maintenant 30 gouttes de liqueur de Van Swieten par jour.

Le 20 août, l'enfant pèse 4 270 grammes. L'augmentation de poids journalière a été en moyenne de 38 grammes depuis le 13 août.

Les lésions de la région ano-génitale ont changé d'aspect : la syphilide papulo-érosive située en avant de l'anus est limitée maintenant de chaque côté par une fissure profonde étendue depuis l'anus. La papule, qui se trouvait en arrière du scrotum, est déprimée, plus étalée et forme une érosion.

Trois petites érosions d'un diamètre de 2 millimètres se sont formées sur le scrotum. En arrière de l'anus on remarque deux lésions situées symétriquement de chaque côté du pli interfessier, l'une érosive à droite, l'autre papuleuse à gauche.

Les selles, régulières, ont les mêmes caractères que la semaine précédente.

On porte à 40 le nombre de gouttes de liqueur de Van Swieten à donner à l'enfant. Et on prescrit d'étaler sur les lésions gros comme une lentille de pommade au calomel au $\frac{1}{20}$ tous les jours. On recommande à la mère de laisser en place un peu d'ouate pour empêcher le frottement et le contact des deux bords du sillon interfessier.

Le 27 août, l'enfant pèse 4 350 grammes. Augmentation journalière moyenne de 11^{gr},4 depuis le 20 août.

L'état général de l'enfant est bon.

Le foie déborde légèrement les fausses côtes.

L'extrémité supérieure de l'avant-bras droit a repris son volume normal. Les mouvements spontanés sont normaux. Plus de douleur à la palpation.

Les petites lésions du scrotum, et la lésion érosive la plus antérieure sont comblées. Il ne reste plus à leur place qu'une coloration rosée des téguments. Les lésions situées en arrière de l'anus sont un peu moins étendues.

Le 3 septembre, l'enfant pèse 4 580 grammes. L'augmentation de poids a été de 32^{gr},8 par jour depuis le 27 août. Bon état général.

Les lésions spécifiques présentant un caractère hypertrophique, on prescrit des applications de la pommade au calomel plus abondantes, et on supprime momentanément la liqueur de Van Swieten.

Le 10 septembre, le poids de l'enfant est de 4720 grammes. L'augmentation journalière a été de 20 grammes depuis le 3 septembre.

Les lésions papulo-érosives sont disparues, laissant seulement comme traces une coloration rosée de la peau. Seules persistent les principales fissures anales.

Le traitement local seul est encore suivi pendant une semaine.

Le 17 septembre, l'enfant pèse 4950 grammes. Il a augmenté de 32gr,8 par jour depuis le 10.

Des lésions précédentes, il subsiste seulement une zone papuleuse dans le fond du sillon interfessier immédiatement en arrière de l'anus. Mais du côté de la face, on note l'existence de syphilides maculeuses sur les joues et d'une syphilide papuleuse à l'extrémité interne du sourcil droit.

Le traitement par la liqueur de Van Swieten est repris à la dose de 20 gouttes par jour avec augmentation progressive journalière de 2 gouttes jusqu'à concurrence de 30 gouttes.

Le 24 septembre, l'enfant pèse 5050 grammes. Il a augmenté de 14gr,2 par jour depuis le 17.

Les lésions ano-génitales sont complètement guéries.

A la face la lésion papuleuse est moins large et moins saillante. Les syphilides maculeuses des joues ne sont nullement modifiées.

Le 1er octobre, le poids est de 5230 grammes, c'est-à-dire qu'il y a eu une augmentation moyenne de 25gr,7 par jour.

La lésion papuleuse est en voie de disparition; les syphilides maculeuses s'effacent peu à peu.

Dans cette observation, nous avons donc vu la syphilis ne se manifester chez l'enfant qu'à l'âge de 2 mois par des lésions cutanées et muqueuses, et par une pseudo-paralysie de Parrot. Le traitement général par la liqueur de Van Swieten paraissant n'avoir pas d'action utile sur les lésions, on a recouru au traitement local simultanément d'abord, puis indépendamment ensuite. La guérison de ces lésions a été complète en 7 semaines. Mais d'autres manifestations ont reparu du côté de la face peu importantes d'ailleurs. L'état général de l'enfant était bon quand nous l'avons revu. Il n'a jamais eu de troubles digestifs pendant le traitement par la liqueur de Van Swieten.

Observation II.

Syphilis fruste. — Diagnostic fait d'après les antécédents de la mère, d'après le rapport qui existe entre le poids du placenta et le poids de l'enfant, d'après l'évolution de la courbe du poids, et confirmé par l'influence du traitement.

Le 23 décembre 1906, Mme B... entre à la Charité pour accoucher. Le travail est avancé.

Les membranes se sont rompues spontanément en ville ; la dilatation est complète, et la femme accouche peu de temps après son entrée.

On ne note rien de particulier dans ses antécédents héréditaires.

Réglée depuis l'âge de 12 ans très régulièrement, elle a fait en 1904 une fausse couche de un mois et demi. Rien d'autre dans ses antécédents personnels.

Enfant du sexe masculin. Né prématurément au terme de 8 mois environ, pèse 2 850 grammes, et mesure 48 centimètres de long. Sa température est de 36°,1. Ne présente rien de spécial à l'examen.

Placenta = 620 grammes.

Rapport $\frac{\text{Poids du placenta}}{\text{Poids de l'enfant}} = \frac{1}{4,5}$.

Courbe du poids de l'enfant :

Le premier jour, il perd 75 grammes.

Le second jour, il perd 150 grammes.

Les troisième et quatrième jours, il gagne 25 grammes.

Le cinquième jour, il perd de nouveau 45 grammes.

Le sixième jour, il gagne 20 grammes, mais il diminue les deux jours suivants.

Le 31 décembre 1906, son poids est inférieur de 250 grammes au poids de la naissance.

Le lait de la mère n'étant pas assez abondant, les tetées sont complétées depuis le 28 décembre avec du lait de vache stérilisé.

L'augmentation de poids se faisant attendre malgré la quantité suffisante de lait prise par l'enfant et malgré l'absence de troubles digestifs, le diagnostic de syphilis probable est posé, basé sur l'existence dans les antécédents de la mère d'un avortement, sur le poids élevé du placenta, sur l'accouchement prématuré de l'enfant.

On donne donc à l'enfant cinq gouttes de liqueur de Van Swieten et on augmente tous les jours de cinq gouttes jusqu'à concurrence de trente gouttes, maintenues jusqu'au 7 janvier 1907.

Dès le 2 janvier l'enfant avait augmenté de 10 grammes ; les jours suivants l'augmentation journalière est de 20 à 25 grammes. Si bien que l'enfant pèse 2 750 grammes le 8e jour après le début du traitement, c'est-à-dire qu'il avait récupéré 150 grammes en sept jours.

L'enfant n'a jamais été revu.

Observation III.

Mère syphilitique avérée traitée avant et pendant sa grossesse. Albuminurie. — 1er accouchement prématuré au terme de 6 mois d'un enfant mort. — 2e accouchement au terme de 8 mois 1/2 environ, d'un enfant né sain en apparence, atteint de coryza le lendemain de sa naissance. État stationnaire du poids du sixième au neuvième jour après la chute initiale. Ascension régulière depuis le jour où a été institué le traitement.

La femme D..., couturière, secondipare, âgée de 22 ans, entre le 19 décembre 1906.

Les *antécédents héréditaires* n'ont rien de particulier.

Collatéraux. — Cinq frères et sœurs, dont trois sont morts en bas âge de cause inconnue.

Dans les antécédents personnels on note seulement la rougeole dans l'enfance.

Réglée à l'âge de 14 ans 1/2, elle est restée ensuite 8 mois 1/2 sans avoir de nouvelle menstruation. Elle a fréquemment des retards ou des avances de 8 jours.

En février 1904, chancre induré de la petite lèvre gauche. Dès lors, elle est soumise au traitement spécifique par des pilules et une solution alternativement jusqu'au jour de son entrée à la Charité. Comme accident secondaire elle n'aurait eu, à son dire, que de la céphalée à prédominance nocturne pendant trois semaines.

Antécédents obstétricaux. — Première grossesse, en octobre 1905, terminée par l'accouchement au terme de six mois d'un enfant mort extrait par version, à la Charité.

Les urines étaient albumineuses.

Deuxième grossesse. — Au début du mois de novembre 1906, lorsque la femme était venue demander une consultation pour douleurs abdominales, ses urines ne contenaient pas d'albumine.

Vers le 15 décembre, elle remarque un léger degré de bouffissure de la face, de l'œdème des membres inférieurs ; puis elle a des troubles oculaires : mouches volantes, amblyopie.

C'est pour ses troubles qu'elle vient de nouveau consulter le 19 décembre et demander à être hospitalisée.

Examen. — Œdème des membres inférieurs et de la paroi abdominale. Bouffissure de la face. Syphilides pigmentaires du cou.

A la palpation abdominale on trouve un utérus gravide remontant presque jusqu'à l'appendice xiphoïde.

Le sommet fœtal est mobile au détroit supérieur. Dos à droite.

Les bruits du cœur fœtaux sont bons, et leur maximum siège à droite de l'ombilic sur la ligne ilio-ombilicale.

Toucher. — Col de l'utérus perméable à l'index.

Les urines, peu abondantes, contiennent beaucoup d'albumine. 12 grammes au tube d'Esbach.

Accouchement. — Premières douleurs le 21 décembre, à 11 heures du soir, apparues plus de 3 heures après la rupture prématurée des membranes. Terminaison le 22 décembre à minuit 25.

Poids du placenta = 520 grammes.

Enfant du sexe masculin pesant 3 020 grammes, long de 48 centimètres, ayant une température de 36°,4.

Rapport $\frac{\text{Poids du placenta}}{\text{Poids de l'enfant}} = \frac{1}{5,8}$.

Courbe de poids de l'enfant. — La chute de poids initiale est de 280 grammes en 5 jours, puis le poids reste stationnaire à 2 730 grammes pendant 4 jours. Rien du côté du tube digestif, qui puisse expliquer le retard d'ascension de la courbe : les tetées sont toutes pesées et complétées au lait de vache stérilisé pour que l'enfant ait la ration alimentaire correspondant à son poids et à son âge. Pas de vomissement. Pas de diarrhée.

C'est dans ces conditions que le 10e jour l'enfant est soumis au traitement par la liqueur de Van Swieten, dix gouttes le premier jour, puis augmentation de cinq par jour jusqu'à concurrence de trente gouttes. Depuis lors la courbe de poids est régulièrement ascendante, et en 14 jours l'augmentation de poids est de 385 grammes c'est-à-dire de 27 grammes par jour en moyenne.

L'enfant sort du service bien portant nourri exclusivement au sein maternel.

A sa sortie, la mère n'a plus que des traces d'albumine dans ses urines, dont la quantité est revenue à la normale. Plus d'œdèmes. Pendant son séjour dans le service, elle a été mise au régime lacté et a pris 5 grammes d'iodure de potassium en trois jours au moment où la quantité d'albumine sous la seule influence du régime était tombée de 12 grammes à 2 grammes.

Nous avons revu l'enfant tous les quinze jours à la consultation des nourrissons. A aucun moment il n'a présenté de manifestations spécifiques. Il n'a eu qu'un jour de diarrhée, le 10 avril, consécutive à une faute commise par la mère dans l'alimentation de son enfant. A 9 mois, l'enfant pesait 8 100 grammes, présentant un très bon aspect général et n'ayant aucune atteinte appréciable des viscères.

En résumé, cet enfant, atteint de syphilis manifestée par le coryza et la courbe de poids, qui a pris en tout 350 gouttes de liqueur de Van Swieten, c'est-à-dire 11 milligrammes 1/2 de mercure, a très bien supporté le traitement et en a sérieusement bénéficié.

Observation IV.

Mère secondipare, cyphotique, pas de traces de syphilis. — Un enfant né prématurément mort à 1 mois. — Enfant né avant terme sain en apparence. — Diagnostic fait par le poids du placenta, par la courbe de poids et l'influence du traitement sur celle-ci.

Femme V..., âgée de 33 ans, domestique, secondipare.

Antécédents héréditaires. — Père mort hémiplégique. Mère morte de cancer de l'utérus.

Collatéraux. — Sur 12 frères et sœurs, 8 sont morts de causes diverses : rougeole, obstruction intestinale, etc.

Antécédents personnels. — Age de la marche, 9 mois. Pas de maladie dans l'enfance.

Réglée depuis l'âge de 16 ans, régulièrement.

A 20 ans, mal de Pott pour lequel la malade est immobilisée dans un corset plâtré pendant 6 mois. Trouvant ce corset insupportable la malade l'enlève pendant quelque temps et le remplace par un corset à béquilles.

Antécédents obstétricaux. — Première grossesse terminée à la Charité, le 18 août 1905, par l'accouchement d'un garçon né au terme de 8 mois 1/2 environ, et pesant 2 300 grammes. Le 16 septembre, l'évolution de sa courbe de poids indiquant la nécessité du traitement mercuriel il est soumis à la liqueur de

Van Swieten pendant 4 jours, puis ensuite aux frictions mercurielles.

Malgré cela la chute de poids s'accentue ; elle atteint 290 grammes en 3 jours, ce qui ramène le poids de l'enfant à 2 315 grammes, le 23 septembre. Hypothermie. Mort.

Deuxième grossesse. — Dernières règles du 25 au 31 mars 1906.

La femme, ayant éprouvé les premières douleurs le 25 novembre à 4 heures du soir, entre à la Charité le 26 à 9 heures du matin.

Examen. — Femme de taille apparemment normale, mais dont les membres supérieurs paraissent démesurément longs, les extrémités digitales atteignant presque les genoux.

Les condyles fémoraux internes ne viennent pas tout à fait au contact quand les membres inférieurs sont rapprochés.

Le sternum fait saillie en avant. Les dernières côtes sont déjetées en dehors. Cyphose dorso-lombaire. Pas de scoliose.

L'utérus gravide, en antéversion, fait une saillie « en obusier ».

Palpation. — Sommet engagé. Dos à droite et en arrière.

Auscultation. — Foyer d'auscultation des bruits du cœur du fœtus à égale distance de l'ombilic et de l'épine iliaque antéro-supérieure droite.

Toucher. — Col dilaté de 3 centimètres de diamètre.

Poche des eaux intacte.

Mensuration de la distance coccy sous-pubienne = $9^{cm},5$.

Pas d'albumine dans les urines.

Terminaison de l'accouchement spontanée, le 26 novembre.

Délivrance naturelle.

Poids du placenta = 500 grammes.

Enfant du sexe féminin pesant 2 250 grammes, long de 47 centimètres, ayant une température de $36^{o},1$.

Rapport $\frac{\text{Poids du placenta}}{\text{Poids de l'enfant}} = \frac{1}{4,5}$.

Le premier jour l'enfant perd 50 grammes, 100 grammes le second jour, et 25 grammes le troisième.

Il augmente de poids les jours suivants et pèse 2 200 grammes le 7 décembre. Nouvelle diminution de 50 grammes en deux jours ; et réascension de la courbe à 2 200 grammes le 12 décembre.

A ce moment la descente devient régulière.

Le cas est assez embarrassant, car depuis le 4 les selles sont mal digérées, légèrement fétides le 11, et montrent que l'enfant ne supporte pas bien l'allaitement mixte. S'agit-il d'un défaut d'assimilation résultant de cet allaitement ou s'agit-il d'une tare se manifestant par des troubles de la nutrition ? De fortes présomptions sont en faveur de l'hérédité syphilitique : la mère ayant eu une première grossesse avant terme, et l'enfant étant mort 1 mois après sa naissance sans lésion appréciable avec une courbe de poids suffisamment éloquente. D'autre part, l'enfant dont il s'agit est un prématuré lui aussi ; et le placenta était volumineux. On décide alors de donner à l'enfant de la liqueur de Van Swieten.

Le 18 septembre on en donne cinq gouttes, puis peu à peu on arrive à trente gouttes qui sont données jusqu'au 7 janvier.

Depuis le 18 la diminution de poids continue ; mais dès le 20, les selles redeviennent normales.

Le 23, le poids de l'enfant est de 1 950 grammes. On ajoute alors les bains de sublimé au traitement.

Depuis ce jour, on voit la courbe se relever et exécuter une ascension régulière jusqu'au 10 janvier 1907, jour où l'enfant sortit de l'hôpital. En 18 jours il avait augmenté de 375 grammes, ce qui fait une moyenne de 20gr,8 par jour.

Nous publions ci-dessous le graphique intéressant sur lequel on pourra suivre en même temps les quantités de lait maternel, de lait de vache stérilisé, et de lait d'ânesse prises par l'enfant.

Nous croyons devoir insister sur ce fait, que, dans le cas observé, la liqueur de Van Swieten, loin de provoquer des troubles digestifs, semble avoir au contraire contribué à faire cesser le mauvais état des selles, qui sont restées normales pendant toute la durée du traitement.

L'enfant a été revu à la consultation des nourrissons jusqu'au 10 mars. Il pesait à ce moment 3 830 grammes.

Obs IV 1906

Lait | Poids

Novembre | Décembre | Janvier

Lait de la Mère

Lait d'Anesse

Lait de Vache stérilisé

Observation V.

Mère syphilitique. — Enfant porteur de pemphigus palmaire et plantaire.

Femme M... âgée de 26 ans, entrée à la Charité le 25 novembre 1904.

Rien de particulier dans ses antécédents héréditaires.

Pas de maladie dans l'enfance. Ignore l'âge de la marche.

Réglée à l'âge de 15 ans, elle est depuis cette époque réglée régulièrement pendant 4 jours.

Antécédents obstétricaux. — Première grossesse en 1902, terminée par un avortement de 2 mois sans cause traumatique.

Deuxième grossesse. — Dernières règles du 28 février au 4 mars 1904.

A l'examen de la femme on fait le diagnostic d'hydramnios ; et au toucher on trouve un promontoire accessible.

Sur le tronc, elle porte une éruption papulo-squameuse en voie de disparition ; sur le cou on relève des traces de syphilides pigmentaires.

L'accouchement est terminé dans la journée par une application de forceps à l'excavation sur un sommet en G. A.

Enfant du sexe féminin, pesant 2680 grammes, long de 45 centimètres, atteint de pemphigus palmaire et plantaire.

Poids du placenta = 440 grammes.

Rapport $\frac{\text{Poids du placenta}}{\text{Poids de l'enfant}} = \frac{1}{6}$.

L'enfant est soumis au traitement mercuriel par les frictions, et par les bains de sublimé dès le 26 novembre.

Les trois premiers jours, il diminue de 180 grammes.

Le 28 novembre on note l'apparition de syphilides sur les fesses et sur les cuisses.

Le 29, l'enfant a augmenté de 40 grammes, mais ses selles sont vertes.

Le 30, il a diminué de 40 grammes.

Le 1 décembre, nouvelle diminution de 10 grammes. On change alors le traitement, qui est remplacé par dix gouttes de liqueur de Van Swieten avec augmentation de cinq gouttes par jour jusqu'à concurrence de vingt-cinq gouttes.

Le 6 décembre, le poids de l'enfant atteint le minimum de 2480 grammes observé dans la courbe. Mais à partir de ce moment l'augmentation de poids est progressive, et le 10 l'enfant pèse 2 575 grammes. Sorti du service, il n'a pas été ramené à la consultation des nourrissons.

Pendant tout son séjour à la Charité l'enfant a été nourri exclusivement au sein maternel.

Observation VI.

Mère syphilitique. — Enfant né prématurément, traité tardivement mort à l'âge de 2 mois.

La femme C..., domestique, âgée de 23 ans, entre à la Charité, le 1er décembre 1902. — IV pare.

Rien de particulier dans ses antécédents héréditaires.

Réglée depuis l'âge de 15 ans régulièrement, pendant 3 à 4 jours à chaque période.

Antécédents obstétricaux: — Première grossesse, en 1895, terminée par l'accouchement à terme d'un enfant élevé au biberon, et actuellement bien portant.

Deuxième grossesse en 1899. Au cours de cette grossesse, terminée par un avortement de 5 mois et demi, la femme a présenté des signes de spécificité, roséole, céphalées nocturnes ; elle n'a pas été traitée. Elle était devenue enceinte depuis qu'elle avait épousé un second mari.

Troisième grossesse terminée, en 1900, à la clinique Baudelocque, par l'accouchement d'un enfant mort et macéré de 7 mois environ.

Quatrième grossesse terminée le 1er décembre 1902, à la Charité par l'accouchement avant terme d'un garçon pesant 2 450 grammes, long de 48 centimètres, ayant une température de 35°,9.

Placenta pesant 390 grammes.

$$\text{Rapport } \frac{\text{Poids du placenta}}{\text{Poids de l'enfant}} = \frac{1}{6,2}.$$

L'enfant, d'aspect chétif, est mis dans une couveuse.

Dans les premiers jours il diminue de 130 grammes.

Il augmente ensuite très régulièrement jusqu'au onzième jour où il pèse 2 570 grammes.

Le lendemain, douzième jour, il présente du pemphigus palmaire et plantaire, et ne pèse que 2 550 grammes. On le soumet au traitement par la liqueur de Van Swieten, dont on donne dix gouttes.

Le treizième jour, on constate une augmentation de poids de 35 grammes.

Le quatorzième jour, une augmentation de 25 grammes. La mère sort alors sur sa demande emmenant son enfant pesant 2 610 grammes. Elle le ramène dans le service deux jours après sa sortie ; il a diminué de 30 grammes, et ne présente pas de troubles digestifs autres que des selles verdâtres mais bien liées et sans odeur.

La mère, qui a nourri son enfant exclusivement au sein depuis la naissance, a une sécrétion lactée assez abondante. Malgré l'état précaire de son enfant la mère part avec lui en Bretagne le 17 décembre.

Elle revient à la consultation le 27 janvier 1903. L'enfant a un coryza intense, il porte des fissures radiées nombreuses aux commissures labiales. Son poids est de 3 170 grammes. Il a donc augmenté de 590 grammes, c'est-à-dire de 14gr,3 par jour en moyenne.

Repris dans le service, son poids diminue malgré les quinze gouttes de liqueur de Van Swieten données tous les jours, et auxquelles on avait adjoint des bains de sublimé.

Il meurt le 1er février.

En somme, il s'agissait d'un enfant, né prématurément d'une mère syphilitique non traitée, qui, lui-même traité seulement à l'apparition des accidents spécifiques, a succombé malgré le traitement. Mais, il faut bien le dire, la responsabilité de cet échec incombe probablement en grande partie à la mère, qui a privé son enfant des soins dont il était l'objet dans le service de M. Maygrier, qui l'a soumis à un long voyage à une époque froide de l'année et qui peut-être aussi aura omis quelquefois de lui donner les gouttes de la liqueur de Van Swieten.

Observation VII.

Mère ne portant pas de traces de syphilis. — Père problablement syphilitique. — Enfant né avant terme chez lequel le diagnostic de syphilis a été fait par le volume du placenta et par la courbe de poids.

La femme P..., couturière, âgée de 22 ans, entre à la Charité le 3 mai 1901.

Rien de particulier dans ses antécédents héréditaires.

Réglée depuis l'âge de 13 ans régulièrement pendant 8 jours à chaque période.

Antécédents obstétricaux. — Première grossesse en 1900 terminée par l'accouchement à terme d'un enfant pesant 3500 grammes. Cet enfant, qui n'a été élevé au sein maternel que pendant douze jours, et qui ensuite a été nourri au biberon, est mort à l'âge de 1 mois de troubles digestifs.

Deuxième grossesse terminée par l'accouchement avant terme d'un garçon pesant 2560 grammes, long de 47 centimètres. — Cet enfant n'est pas du même père que le précédent.

Placenta pesant 510 grammes.

Rapport $\frac{\text{Poids du placenta}}{\text{Poids de l'enfant}} = \frac{1}{5}$.

A la naissance, l'enfant, malgré sa vigueur, paraît avoir un assez bon état général. Il crie fortement. Une heure après sa naissance la face et les extrémités sont cyanosées, il respire mal ; sa température est de 34°,5.

Sous l'influence de bains chauds, de frictions, d'inhalations d'oxygène il se remet à crier. Mais ses extrémités restent un peu bleuâtres. Il ne présente sur le corps aucune éruption, aucune ulcération. On le met en couveuse.

Comme il ne peut prolonger les mouvements de succion assez longtemps pour prendre une quantité de lait suffisante, on le gave, ou bien on le fait teter à la teterelle.

Tous les jours on lui donne des bains chauds.

L'état de l'enfant, le poids du placenta font rechercher une tare possible du côté des parents.

L'interrogatoire de la mère apprend seulement qu'elle a eu une leucorrhée assez abondante pendant sa grossesse. Elle n'a pas d'albumine dans ses urines. Pas de traces de tuberculose. Pas de traces de syphilis.

Du côté du père les renseignements recueillis sont plus intéressants. Ayant fait son service militaire en Algérie, il aurait présenté à son retour des maux de gorge, de la laryngite, des éruptions, tous signes pouvant faire soupçonner la syphilis.

On ne pouvait faire un diagnostic ferme avec ces éléments, il fallait attendre quelques jours pour voir comment se comporterait la courbe du poids de l'enfant.

Les quatre premiers jours, l'enfant diminue de 185 grammes, perte notable pour un enfant de 2560 grammes, seulement. Pendant les quatrième et cinquième jours il reste à 2370 grammes. Il augmente alors jusqu'au huitième jour où il atteint 2420 grammes. Le lendemain, état stationnaire.

Le dixième jour l'enfant a diminué de 20 grammes.

Le onzième jour nouvelle diminution de 50 grammes.

Le diagnostic ferme de syphilis est posé, et on soumet l'enfant au traitement par la liqueur de Van Swieten, dont on donne dix gouttes le premier jour. On augmente progressivement la dose jusqu'à vingt-cinq gouttes, qui sont données jusqu'au jour de sortie.

Le 13 mai, premier jour du traitement le poids de l'enfant était de 2 350 grammes. Même poids le lendemain.

Mais depuis le 15 la courbe de poids devient régulièrement ascendante, et le 23 le poids est de 2 475 grammes, ce qui fait une augmentation de 13gr,8 par jour.

La température est montée à 36°,5 le 8 décembre et s'est maintenue entre 35°,8, et 36°,3 les jours suivants.

L'enfant a été nourri exclusivement au sein maternel, son alimentation a été bien réglée.

Suivi à la consultation des nourrissons jusqu'au 9 juillet, il n'a jamais présenté des signes de syphilis pendant tout ce temps et a augmenté de poids régulièrement. Cependant, le 2 juillet, on a constaté une augmentation de poids d'une moyenne de 35 grammes par jour depuis une semaine. La conséquence de cette suralimentation ne s'était pas fait attendre, l'enfant présentant de l'érythème fessier.

Dans ce cas de syphilis fruste d'origine probablement paternelle, nous avons donc à constater le succès dû à la liqueur de Van Swieten, puisque à aucun moment l'enfant n'a eu de troubles digestifs, vomissements ou diarrhée, et puisque depuis le traitement son état est devenu satisfaisant.

Observation VIII.

Mère albuminurique sans syphilis apparente. — Enfant syphilitique.

La femme P..., cuisinière, âgée de 30 ans, vient consulter dans le service pour troubles au cours de la grossesse, le 24 août 1900. — I pare.

Elle n'aurait jamais été malade.

Réglée depuis l'âge de 15 ans régulièrement pendant cinq jours.

Grossesse. — Les dernières règles datent du 6 au 11 février. Elle est donc enceinte de six mois.

Depuis quelque temps, elle a de fréquentes céphalées, des vertiges, de l'œdème sus-malléolaire et de la bouffissure de la face.

Les urines contiennent de l'albumine.

La femme est hospitalisée au dortoir des femmes enceintes, et soumise au régime lacté.

On ne peut avoir aucun renseignement sur le père.

Elle accouche le 23 octobre d'un enfant pesant 2 090 grammes.

Poids du placenta = 460 grammes.

$$\text{Rapport } \frac{\text{Poids du placenta}}{\text{Poids de l'enfant}} = \frac{1}{4,5}.$$

L'enfant est né en état d'asphyxie, et a été ranimé dix minutes après. Il a été mis immédiatement en couveuse, sa température étant de 32°,8.

Le 25 *octobre*, des syphilides cutanées apparaissent sur le corps de l'enfant, il est soumis au traitement par les frictions mercurielles à partir du 26.

Le poids de l'enfant, qui était de 2 090 grammes à la naissance, n'est plus que de 1 900 grammes le 25 octobre et le 26.

En trois jours, il augmente de 90 grammes, mais diminue de 50 grammes le jour suivant à l'occasion, sans doute, de l'apparition de coryza et de l'insuffisance de lait maternel. Pendant deux jours, les 31 octobre et 1 novembre la courbe de poids remonte et atteint 1 990 grammes, puis elle fait un plateau.

Le 3 novembre les frictions sont remplacées par la liqueur de Van Swieten à la dose de dix gouttes ; lentement et progressivement les gouttes sont données plus nombreuses les jours suivants jusqu'à concurrence de trente gouttes.

Le 5 novembre l'enfant pèse 2 015 grammes, mais il diminue de 75 grammes en un jour, il remonte, puis redescend le 9 novembre à 1920 grammes, chute coïncidant avec l'existence d'une parotidite gauche. A partir de ce moment l'augmentation de poids est constante, bien que la courbe fasse souvent un petit plateau pendant un jour.

Le 24 novembre, le traitement est cessé sans que sa suspension se fasse sentir par un ralentissement de la nutrition.

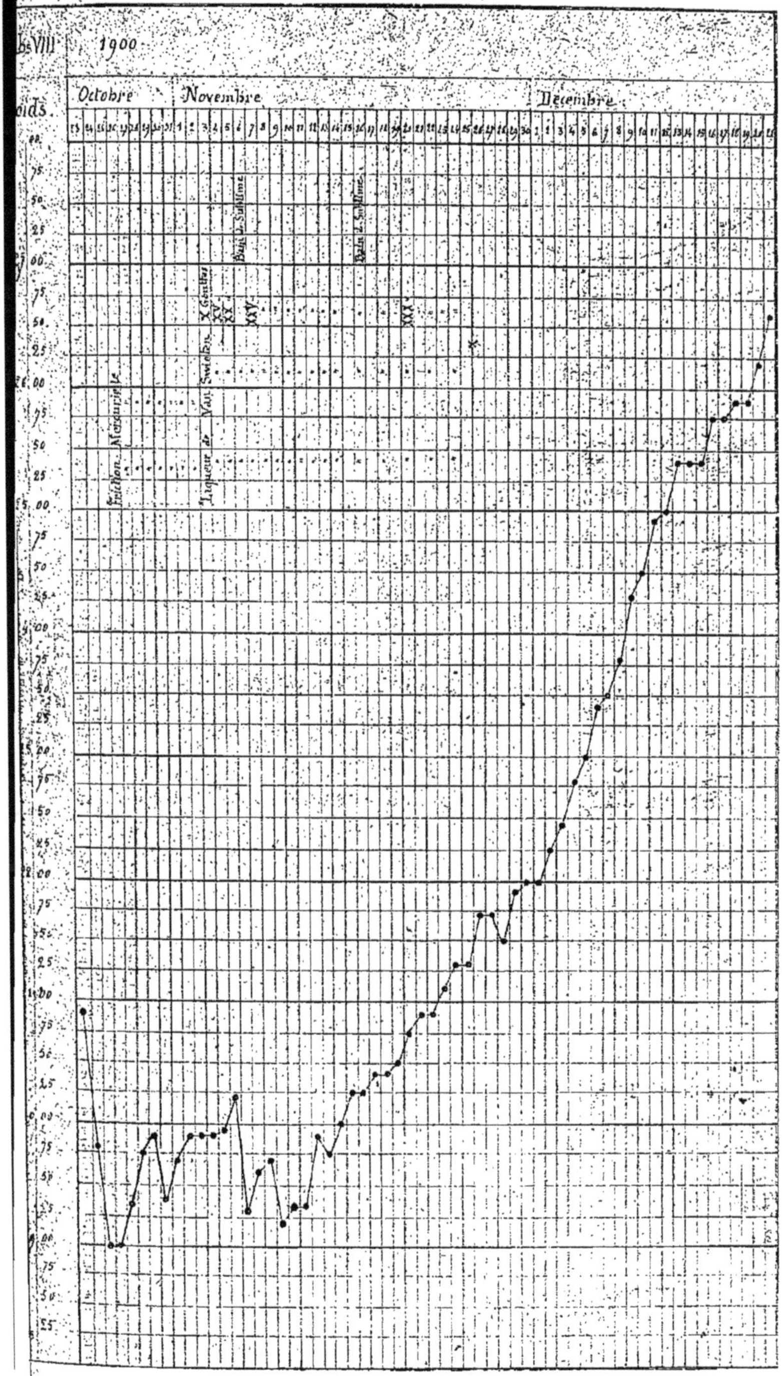

1900

Octobre Novembre Décembre

Friction Mercurielle

Liqueur de Van Swieten X Gouttes XV XX

XXV

Bain de Sublimé

Bain de Sublimé

XXX

VAILLANT. 4

Alimentation. — Jusqu'au 30 octobre l'enfant a été nourri au sein maternel exclusivement. Mais la sécrétion lactée ayant été révélée insuffisante par la pesée des tetées, celles-ci sont complétées par du lait de vache stérilisé à partir du 31 octobre. On est même obligé de gaver l'enfant deux fois par jour du 3 au 6 novembre, cinq fois les 7 et 8 novembre, sept fois du 9 au 15.

L'allaitement mixte a été poursuivi jusqu'au 21 décembre. L'enfant n'a malheureusement pas été revu.

Température. — La température avait atteint 37° dès le troisième jour. Elle s'est toujours maintenue aux environs de 37° oscillant entre 36°,5 et 37°,5.

L'enfant né avant terme avec des accidents syphilitiques est sorti du service bien portant n'ayant plus de traces de spécificité.

Le graphique page 49 montre nettement l'influence heureuse du traitement.

C. Lactate de mercure. — Considérant que la liqueur de Van Swieten peut être rejetée à cause de son goût âcre et désagréable par certains sujets, M. le Pr Gaucher a eu l'idée de lui substituer une solution de lactate neutre de mercure au millième ne présentant qu'une saveur peu prononcée et facilement acceptée des malades. Le lactate mercurique absolument insipide serait ainsi le médicament de choix chez les débilités, les cachectiques et même chez les enfants atteints de diarrhée.

Chez ces derniers en effet on peut associer au lactate de mercure l'acide lactique à la dose de 10 gouttes par 24 heures, pour un nourrisson de trois mois environ.

Lévy-Frankel a publié, dans les *Annales des Maladies vénériennes* de décembre 1906, quatre observations recueillies dans le service de M. le Pr Gaucher qui témoignent de l'action du traitement.

Dans la première, un garçon de 1 mois et demi est complètement guéri en trois semaines de syphilides papulo-ulcéreuses et papulo-croûteuses péribuccales et péri-orbitaires, de fissures péribuccales, de diarrhée verte et de coryza.

Dans la seconde observation un enfant de 4 mois est guéri en 4 jours d'un coryza intense et complètement guéri en 3 semaines de syphilides palmaires et plantaires datant de 2 mois.

Chez une enfant très gravement malade qui fait l'objet de la troisième observation, la diarrhée verte, qui existait auparavant, disparaît après une semaine de traitement. Les autres accidents : syphilides cutanées papuleuses et papulo-ulcéreuses en nappe, fissures rayonnées péribuccales sont, avec l'aide d'un traitement local à la pommade de calomel, guérie au bout de 25 jours.

La quatrième observation concerne un enfant de 6 ans.

La solution employée était une solution de lactate mercurique au $\frac{1}{1\,000}$.

Elle était donnée à la dose de 10 à 40 gouttes par jour dans du lait et par prise de dix gouttes, jamais plus à la fois.

Un centimètre cube de la solution donnant vingt gouttes, on donne donc un demi-milligramme de lactate de mercure par prise de 10 gouttes, ce qui correspond à 0,00026 de mercure.

D'après les observations de Lévy-Frankel il semble que cette préparation mercurielle soit active et très bien supportée. Bien que l'expérience n'ait pas été assez longue pour qu'on puisse connaître bien sa valeur thérapeutique, il apparaît que l'on doive la prescrire quand l'usage de la liqueur de Van Swieten aura dû être suspendu pour intolérance gastrique.

L'objection que l'on peut faire à l'emploi du lactate mercurique est la difficulté de sa préparation, et la constance de sa dissociation, bien que celle-ci soit faible à la température ordinaire.

3. — Voie cutanée.

1. *Bains de sublimé.* — La balnéation, très employée autrefois, surtout dans le traitement de la syphilis infantile, est aujourd'hui tombée dans le discrédit du moins comme mode de traitement général.

En effet, l'absorption est nulle si la peau est intacte; si elle est le siège de lésions érosives ou ulcéreuses, de fissures l'absorption peut être trop considérable et dangereuse.

Si l'on a recours à ces bains, on fera dissoudre dans un verre d'eau chaude un paquet composé, suivant la formule de M. Comby, de :

Chlorhydrate d'ammoniaque. . . } *ãã* 1,2 ou 3 grammes.
Sublimé. . . . . }

Suivant l'âge de l'enfant.

On versera alors le contenu du verre dans les 10, 20 ou 30 litres d'eau d'une baignoire émaillée.

La durée du bain sera de 5 à 10 minutes, temps pendant lequel l'enfant ne sera pas quitté, bien entendu, si l'on ne veut pas qu'il déglutisse du liquide du bain.

2. *Frictions d'onguent mercuriel.* — La méthode des frictions mercurielles est la plus ancienne de celles qui sont encore employées actuellement. Elle est aussi la plus répandue.

Les frictions peuvent se faire, soit avec de l'onguent napolitain ou onguent mercuriel double, soit avec de l'onguent simple.

Le premier est composé de mercure et d'axonge benzoïnée à parties égales, le second d'onguent napolitain et d'axonge benzoïnée à parties égales.

On prescrit souvent une certaine quantité d'onguent pour provision, et on recommande de pratiquer la friction avec gros comme une noisette ou gros comme un pois de la pommade.

Dans ces conditions, il est impossible d'utiliser toujours la même quantité d'onguent. Mieux vaut le prescrire sous forme de cartouches dont chacun contient la dose suffisante pour chaque friction, c'est-à-dire 1 ou 2 grammes suivant l'âge de l'enfant.

Les régions sur lesquelles seront pratiquées ces frictions seront alternativement : les plis de l'aine, creux axillaires, face interne des cuisses, face interne des bras, côtés droit et gauche du thorax.

Sur la région choisie, préalablement lavée au savon, on étale le contenu du cartouche au moyen d'un tampon d'ouate, avec lequel est pratiquée la friction pendant cinq minutes. Cette ouate est laissée ensuite en place et fixée pendant toute la nuit, la friction devant être pratiquée de préférence le soir. Le matin la région est de nouveau nettoyée au savon.

La durée du traitement sera de un an et demi à deux ans ; il sera cessé 8 à 10 jours par mois quand les accidents auront cédé, ou en cas d'irritation des téguments.

Les avantages reconnus de la méthode des frictions sont relatifs à la simplicité de la médication, à son activité ; enfin elle ménage les voies digestives.

Mais elle a aussi des inconvénients. Elle demande une perte de temps assez importante tous les jours, si la friction est bien pratiquée suivant les règles, condition essentielle pour obtenir un résultat. Malgré les précautions prises le linge est souvent sale. Enfin nul n'ignorant le but dans lequel sont pratiquées les frictions, le secret de la maladie est fatalement dévoilé.

Dans un autre ordre d'idées, on reproche à la méthode des frictions de pouvoir provoquer des accidents cutanés érythémateux ou eczémateux, de produire quelquefois de l'entéro-colite, accidents d'autant plus difficiles à éviter qu'on ne sait jamais quelle quantité de mercure a été absorbée.

En réalité, on peut dire que beaucoup de ces objections tombent d'elles-mêmes dans la pratique hospitalière où les frictions sont faites avec soin et pendant un temps suffisant par un personnel expérimenté, où la moindre irritation du côté des téguments est remarquée, où les selles sont surveillées. Il n'en est plus de même dans la clientèle de ville où se produisent alors des accidents par le fait de l'inexpérience, de la négligence ou de l'inintelligence des personnes chargées de soigner l'enfant.

Nous retiendrons comme contre-indications du traitement les érythèmes, les eczémas et les accidents intestinaux apparaissant au cours de ce traitement.

En pratique il sera souvent utilisé, car l'onguent napolitain se trouve dans la moindre officine de campagne.

Dans les sept observations suivantes, on se rendra compte des bienfaits des frictions mercurielles pratiquées avec tous les soins désirables.

Observation IX.

Mère ayant eu 3 accouchements prématurés, dont un enfant mort-né, deux enfants morts quelques jours après leur naissance. — Syphilis de l'enfant prouvée par le volume et l'examen histologique du placenta, par l'évolution de la courbe de poids et par l'influence du traitement sur celle-ci.

La femme S..., domestique, âgée de 36 ans, entre à la Charité le 27 mai 1907. — IV pare.

Rien à noter dans ses antécédents héréditaires.

Pas de maladie antérieure.

Réglée pour la première fois à l'âge de 21 ans. Ses règles, régulières, durent 4 à 5 jours.

Antécédents obstétricaux. — Première grossesse en 1899, terminée par l'accouchement au terme de 6 mois 1/2 d'un enfant mort-né.

Deuxième grossesse en 1900, terminée par l'accouchement au terme de 7 mois d'un enfant mort trois jours après sa naissance de cause indéterminée.

Troisième grossesse en 1901, terminée par l'accouchement au terme de 7 mois d'un enfant mort sept jours après sa naissance de cause indéterminée.

Quatrième grossesse terminée à la Charité, le 28 mai 1907, par l'accouchement à terme d'un garçon pesant 3770 grammes, long de 50 centimètres.

Le liquide amniotique était en excès, mais d'aspect normal.

Poids du placenta = 720 grammes.

Rapport $\frac{\text{Poids du placenta}}{\text{Poids de l'enfant}} = \frac{1}{5,2}$.

L'examen histologique du placenta a été pratiqué par M. le Dr Blondel, qui a constaté des lésions d'endartérite et de périastérite, des épaississements énormes des vaisseaux, enfin de l'atrophie des villosités, et qui a conclu à l'existence de lésions indiscutables de syphilis.

La courbe de poids de l'enfant vient par ses caractères confirmer le diagnostic microscopique. En effet, en trois jours l'enfant diminue de 300 grammes;

Le quatrième jour il augmente de 25 grammes;

Le cinquième jour il perd 70 grammes;

Le sixième jour il regagne 25 grammes;

Les septième et huitième jours il perd 40 grammes.

L'enfant, le 5 juin, ne pèse donc plus que 3350 grammes, chute de poids considérable, qui ne peut être expliquée autrement que par un défaut de nutrition d'origine probablement syphilitique, la mère ayant une sécrétion lactée assez abondante pour que l'on n'ait pas besoin de compléter les tetées, et l'enfant n'ayant eu que quelques régurgitations le 31 mai.

Le 5 juin, on commence le traitement par les frictions mercurielles pratiquées tous les jours avec gros comme une noisette d'onguent napolitain.

Dès le lendemain, on note une augmentation de poids de 30 grammes.

La courbe continue alors son ascension régulière et rapide.

Le 10 juin, l'enfant sort du service pesant 3500 grammes,

ayant augmenté par conséquent de 30 grammes par jour en moyenne depuis le début du traitement.

Pendant le traitement, on n'a eu à signaler que deux régurgitations le 6 juin et une le 7.

Le 11 juin revu à la consultation des nourrissons l'enfant pesait 3 530 grammes.

Le 18 juin, il pesait 3 650 grammes, et présentait un bon état général.

L'enfant n'a pas été revu depuis.

Le diagnostic de syphilis nous paraît suffisamment justifié par les antécédents obstétricaux de la mère, par les caractères du placenta, et par la courbe de poids de l'enfant qui n'a commencé à augmenter que le jour où il a été traité. Mais il est intéressant de faire remarquer que l'interrogatoire et l'examen du père au point de vue spécificité ont été absolument négatifs, que du côté de la mère l'examen somatique n'a rien révélé de suspect.

Observation X.

Pas de traces de syphilis chez la mère. — Enfant prématuré sans lésions suspectes. — Diagnostic fait par le volume du placenta, la courbe de poids et vérifié par le traitement.

La femme D..., domestique, âgée de 27 ans, entre à la Charité le 13 avril 1907. — I pare.

Rien de spécial dans ses antécédents héréditaires.

Réglée à l'âge de 13 ans, irrégulièrement réglée depuis cette époque.

Grossesse de 7 mois 1/2 environ, terminée le 14 avril par l'accouchement d'un garçon pesant 1 850 grammes, mesurant 46 centimètres de long, ayant une température de 35°.

Poids du placenta = 360 grammes.

$$\text{Rapport } \frac{\text{Poids du placenta}}{\text{Poids de l'enfant}} = \frac{1}{5,1}.$$

Le 15 avril, l'enfant, qui a été mis en couveuse dès la naissance, présente du sclérème des membres inférieurs, et une teinte ictérique des téguments. Il pèse 1 750 grammes. Sa température est de 35°,2. On lui donne plusieurs bains chauds dans la journée.

Le 16 avril, il pèse 1 680 grammes. Température = 35°.

On complète par du lait d'ânesse les prises de lait maternel, ainsi que les deux jours suivants. L'enfant étant incapable de succion, on lui fait neuf gavages le 16, huit le 17, six le 18, cinq jusqu'au 22.

Après sa chute de poids initiale de 170 grammes l'enfant a augmenté jusqu'au 22 avril où il atteint 1 800 grammes.

La température s'est élevée aux environs de 35°,6.

Le sclérème a complètement disparu.

La courbe de poids descend à 1 770 grammes le 23 avril, puis à 1 750 grammes le 24. Elle fait ensuite un plateau jusqu'au 27, décrit une oscillation descendante le 28, puis ascendante le 29, pour descendre le 30 à 1700 grammes.

Cette diminution de poids survenant à un moment où la quantité de lait maternel prise par l'enfant augmentait, où les selles étaient normales, la température approchant de 36°, tout cela suffisait à faire croire que les troubles de la nutrition devaient être sous la dépendance d'une tare peut-être syphilitique.

En faveur de cette présomption venaient s'ajouter deux éléments : l'accouchement prématuré, et le poids du placenta.

On décide donc le 30 avril de soumettre l'enfant au traitement spécifique par les frictions mercurielles.

Comme la sécrétion lactée de la mère diminue, on a recours au lait de vache stérilisé pour compléter les tetées à partir de ce jour.

Dès le 1er mai l'enfant a augmenté de 10 grammes;

Le 2 mai il a augmenté de 25 grammes. Depuis ce moment, la courbe de poids a continué son ascension interrompue seulement par deux descentes de 25 grammes, l'une le 7 mai, l'autre le 17, et par quatre plateaux d'une durée d'un jour chacun. La dernière friction avait été pratiquée le 8 mai.

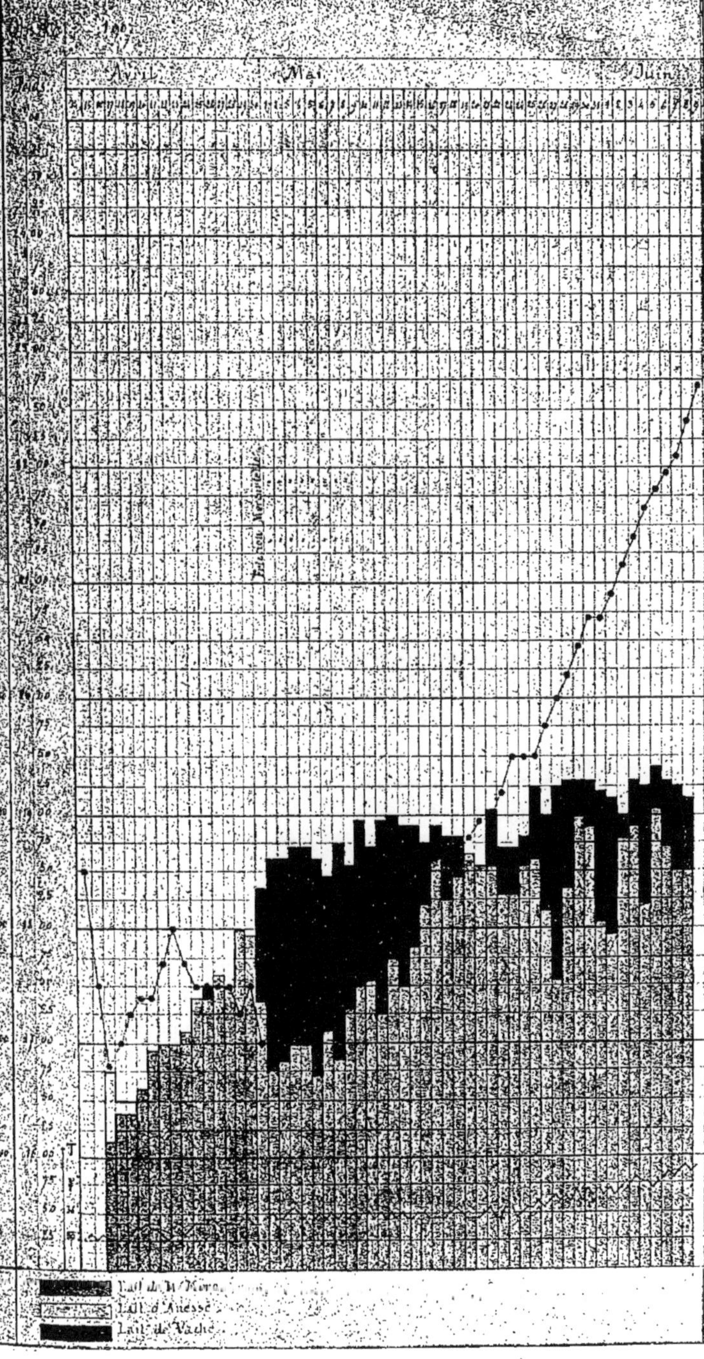

Avril
Mai
Juin
Lait de la Mère
Lait d'Anesse
Lait de Vache

Le 9 juin, à sa sortie du service l'enfant pesait 2270 grammes.

Les gavages ont été pratiqués en nombre décroissant depuis le 23 avril jusqu'au 10 mai jour où a été fait le dernier.

Le 11 mai, on a noté l'apparition d'un érythème des fesses qui a duré douze jours.

Le 4 juin, la température de l'enfant ayant atteint 37°, il est sorti de couveuse.

En résumé, depuis le jour où ont été commencées les frictions, l'enfant a augmenté de 570 grammes, c'est-à-dire de 14gr,25 par jour en moyenne, ce qui semble suffisamment confirmer le diagnostic de syphilis qui avait été posé.

Observation XI.

Mère n'ayant pas de traces de syphilis. — Diagnostic de syphilis fruste appuyé sur le poids du placenta, la courbe de poids de l'enfant, et l'influence heureuse du traitement spécifique.

La femme V..., domestique, âgée de 20 ans, entre à la Charité le 24 mars 1907. — I pare.

Rien de particulier dans ses antécédents héréditaires et personnels.

Elle est réglée depuis l'âge de 16 ans. Les règles apparaissent irrégulièrement, mais durent toujours pendant cinq jours.

Grossesse. — Terminée, le 25 mars 1907, par l'accouchement au terme de 7 mois environ d'un garçon pesant 2 030 grammes, long de 44 centimètres, ayant une température de 35°,4.

Poids du placenta = 450 grammes.

$$\text{Rapport } \frac{\text{Poids du placenta}}{\text{Poids de l'enfant}} = \frac{1}{4,5}.$$

L'enfant est mis en couveuse dès la naissance.

Le premier jour, la diminution de poids est de 80 grammes, le second jour de 50 grammes.

L'enfant tette bien, le lait de la mère est assez abondant.

La courbe de poids effectue son ascension jusqu'au 30 mars où elle atteint 1 970 grammes.

Le 31 mars, l'enfant pèse 1 910 grammes, et cependant rien n'explique cette chute brusque : il avait pris 315 grammes de lait le 30 ; ses selles sont mélangées de méconium mais n'ont aucune apparence diarrhéique, Dans la journée il prend 340 grammes de lait.

Le 1er avril, il y a une augmentation de 20 grammes. La quantité de lait prise dans la journée est de 320 grammes.

Le 2 avril, le poids est tombé à 1 850 grammes, c'est-à-dire qu'il y a eu une chute de 80 grammes en 24 heures. Les selles sont normales.

On fait dans la journée trois gavages. Même quantité de lait prise que la veille.

Le 3 avril, et le 4, l'enfant pèse 1 875 grammes. Ces deux jours-là il prend 330 grammes de lait.

Le 4, on décide de pratiquer des frictions mercurielles qui sont immédiatement commencées.

Le 5, le poids est retombé à 1 850 grammes.

Le 6, l'enfant a augmenté de 30 grammes.

Le 7, augmentation de 20 grammes.

Depuis ce moment, l'augmentation de poids a été constante jusqu'à la sortie de l'hôpital le 27 avril, jour où l'enfant pesait 2 435 grammes. La moyenne journalière d'augmentation a donc été de 26gr,5 depuis le début du traitement, qui a été poursuivi pendant dix jours.

L'enfant dès le premier jour présentait du sclérème des cuisses disparu le 28 mars.

Sa température avait atteint 36° le quatrième jour, et oscillait entre 35°,8 et 36°,2 jusqu'à sa sortie de couveuse le 22 avril.

L'influence du traitement s'est donc fait sentir nettement et rapidement dans ce cas de syphilis fruste.

Observation XII.

Mère sans traces de syphilis. — Enfant né avant terme, mort seize jours après la naissance. Diagnostic fait d'après le poids du placenta, et vérifié par l'autopsie.

La femme T..., couturière, âgée de 22 ans, entre à la Charité le 30 janvier 1906. — I pare.

Les parents, ses frères sont tous bien portants.

Antécédents personnels. — Elle n'aurait fait ses premiers pas qu'à l'âge de six ans, ayant porté jusque-là « un appareil pour jambe faible » suivant son expression. Il est impossible d'avoir à ce sujet un renseignement précis.

Actuellement on ne lui trouve aucune déformation.

Réglée depuis l'âge de 14 ans régulièrement.

Grossesse. — Terminée, le 30 janvier, par l'accouchement avant terme d'une fille pesant 2 330 grammes, mesurant 48 centimètres de long, cyanosée à la naissance.

Poids du placenta = 500 grammes.

$$\text{Rapport } \frac{\text{Poids du placenta}}{\text{Poids de l'enfant}} = \frac{1}{4,6}.$$

L'enfant, mise en couveuse, présente du sclérème des membres inférieurs le 31 janvier.

La chute de poids initiale, prolongée jusqu'au 3 février, est de 205 grammes.

Les jours suivants, elle augmente régulièrement jusqu'au 8 février où elle atteint 2 235 grammes. Nourrie exclusivement au sein maternel, elle prend 360 grammes de lait dans les 24 heures, ainsi que dans la suite.

Le 9, elle a diminué de 35 grammes.

Le 10, le poids est stationnaire (2 200 grammes). Les différents éléments suivants : rapport du poids du placenta et du poids de l'enfant à la naissance, sclérème, chute de poids initiale importante pour un prématuré, faisant songer à la probabilité de syphilis fruste, on commence à traiter l'enfant par les frictions mercurielles; de plus on lui fait 10 grammes de sérum artificiel en injection hypodermique.

Le 11 février, l'enfant pèse 2 025 grammes. Même traitement.

Le 12, nouvelle diminution de 65 grammes. Les selles étant jaunes et liquides depuis 2 jours, on fait un lavage intestinal à l'eau bouillie.

L'enfant continue à diminuer de poids, et le 14 février il ne pèse plus que 1 850 grammes. Il meurt le soir en état de cyanose.

Les frictions n'avaient pas été cessées, non plus que les injections de sérum artificiel..

La température était tombée graduellement de 36°,4 le 12 février, à 35° le jour de la mort.

L'autopsie, qui a pu être pratiquée, a révélé la cause de la mort de l'enfant.

Le cœur pèse 15 grammes. A la coupe, on remarque que la cloison interauriculaire est percée d'un orifice ovalaire.

Les poumons, d'apparence saine, pèsent réunis 55gr,50.

Poids des deux reins = 23 grammes.

La thymus ne présente rien à signaler.

Le foie pèse 193 grammes.

La rate pèse 13 grammes.

Cette observation est à rapprocher d'une observation publiée dans la » Presse Médicale », le 28 mai 1907, par MM. Landouzy et Læderich. Ces auteurs disaient être persuadés que les faits de malformation cardiaque d'origine syphilitique héréditaire n'étaient pas exceptionnels, mais que souvent ils passaient inaperçus parce qu'on s'attendait trop à trouver une « symptomatologie éclatante » dans ces cas. En effet dans l'observation que nous venons d'exposer les signes cliniques s'étaient résumés à quelques accès de cyanose, et un peu d'obscurité des bruits du cœur, signes qui avaient paru insuffisants pour faire le diagnostic.

L'autopsie est donc venue confirmer le diagnostic de syphilis par la trouvaille de cette malformation, jointe aux poids excessifs du foie et de la rate. Le traitement ne pouvait évidemment donner aucun résultat ici.

Observation XIII.

Mère ayant contracté la syphilis au cours de la grossesse. — Enfant né au terme de 8 mois environ. — Syphilis fruste.

La femme M..., cuisinière, âgée de 38 ans, entre à la Charité le 9 mai 1905. — IV pare.

Rien de spécial dans ses antécédents héréditaires.

Elle a fait ses premiers pas à l'âge de 14 mois.

Elle a été réglée pour la première fois à 18 ans ; ses règles sont toujours irrégulières, et d'une durée de 1 à 2 jours.

Antécédents obstétricaux. — Première grossesse en 1898 terminée par un avortement de 3 mois 1/2 environ.

Deuxième grossesse terminée en 1900 par l'accouchement à terme d'une fille élevée au biberon par sa mère actuellement bien portante.

Troisième grossesse terminée en 1903 par l'accouchement à terme d'une fille nourrie au biberon, morte à 19 mois d'entérite.

Quatrième grossesse. Au sixième mois de cette grossesse, la femme a eu des céphalées à exacerbation nocturne, et des accidents vulvaires. Elle a été pour ces manifestations traitée par des injections d'huile grise.

L'accouchement s'est terminé à la Charité, le 10 juillet 1905.

L'enfant, du sexe masculin, pèse 2 550 grammes, sa longueur est de 45 centimètres.

Poids du placenta = 610 grammes.

Rapport $\frac{\text{Poids du placenta}}{\text{Poids de l'enfant}} = \frac{1}{4,1}$.

L'enfant a diminué de 150 grammes le premier jour, de 50 grammes le second.

Le 13 juillet il a augmenté de 20 grammes.

Le 14, il a de nouveau diminué de 20 grammes. Les tetées sont alors pesées et complétées par du lait de vache stérilisé.

Le 15, on commence à traiter l'enfant par des frictions mercurielles. Son augmentation est malgré cela assez lente. Il sort du service le 24 juillet pesant 2 465 grammes, ayant gagné en moyenne 8gr,8 par jour depuis le commencement du traitement.

Observation XIV.

Mère ne présentant pas de traces de syphilis. — Enfant né au terme de 8 mois. Diagnostic fait par le poids du placenta, par l'évolution de la courbe et par l'influence sur elle du traitement.

La femme S..., lingère, âgée de 18 ans, entre à la Charité le 18 février 1905. — I pare.

Rien à signaler dans ses antécédents héréditaires.

Antécédents personnels. — Age de la marche : un an.

N'a jamais eu d'autre maladie que la scarlatine dans sa première enfance.

Grossesse. — Pendant sa grossesse, la femme a eu des vomissements, et quelques syncopes.

Elle accouche à la Charité, le 18 février, d'un garçon du poids de 2 830 grammes, long de 47 centimètres.

Poids du placenta = 650 grammes.

$$\text{Rapport } \frac{\text{Poids du placenta}}{\text{Poids de l'enfant}} = \frac{1}{4,3}.$$

Le premier jour l'enfant diminue de 80 grammes.

Le second jour de 50 grammes.

Le troisième jour l'état est stationnaire.

Jusqu'au 25 février la courbe de poids est descendante.

La perte de poids jusqu'à ce jour a été de 200 grammes, bien que la pesée des tetées révèle une alimentation au lait maternel suffisante.

Il n'y a à noter que l'apparition, le 22 février, d'une teinte subictérique des téguments.

Le 25, en raison du poids élevé du placenta, et en raison de la courbe descendante peu accentuée mais constante, on soumet l'enfant au traitement par les frictions au nombre de 2 par jour. Il pesait alors 2 630 grammes.

Dès le lendemain, il augmente de 40 grammes, et les jours suivants on constate la rapidité de l'augmentation.

Le 2 mars, à sa sortie du service, l'enfant pèse 2 850 grammes après avoir gagné 220 grammes en six jours ou 36 grammes par jour en moyenne depuis le début du traitement.

L'efficacité des frictions a été ici nettement manifeste.

Observation XV.

Mère n'ayant pas de traces de syphilis; mais ayant eu un enfant né avant terme mort et macéré. — Enfant né à terme, chez qui le diagnostic a été fait par la courbe de poids et par le poids du placenta.

La femme C..., femme de ménage, âgée de 28 ans, entre à la Charité le 22 décembre 1899. — V pare.

Rien d'intéressant dans ses antécédents héréditaires.

Depuis l'âge de 11 ans, elle est réglée régulièrement pendant 2 à 3 jours.

Antécédents obstétricaux. — Première grossesse terminée par l'accouchement à terme d'un enfant mort 15 jours après sa naissance.

Les autres grossesses sont d'un autre père.

Deuxième grossesse terminée par l'accouchement à terme d'un enfant mort 13 jours après sa naissance.

Troisième grossesse terminée par l'accouchement prématuré d'un enfant mort et macéré.

Quatrième grossesse terminée par l'accouchement d'un enfant né à terme, mort à 2 mois.

Cinquième grossesse. A son entrée dans le service la femme a de l'œdème des membres inférieurs. Les urines contiennent un peu d'albumine.

Dans la journée, elle accouche d'un enfant à terme, né étonné, pesant 3 450 grammes, long de 49 centimètres.

Poids du placenta = 830 grammes.

Rapport $\frac{\text{Poids du placenta}}{\text{Poids de l'enfant}} = \frac{1}{4,1}$.

La chute de poids initiale est de 300 grammes en cinq jours.

Le 26 décembre, se basant sur les antécédents obstétricaux de la mère, sur le poids du placenta, et sur la courbe de poids on fait le diagnostic de syphilis, rien ne pouvant expliquer cette importante diminution. On commence alors les frictions mercurielles poursuivies pendant six jours.

Le 27, la balance accuse une augmentation de poids de 50 grammes.

Le 28, diminution de 10 grammes.

Le 29, diminution de 30 grammes.

Le 30, la courbe redevient ascendante, mais elle fait encore une descente de 35 grammes le 4 janvier.

Le 5 janvier, l'enfant pèse 3 270 grammes, ayant augmenté de 120 grammes en dix jours.

Le 27 décembre, second jour du traitement, les selles ont été vertes sans odeur fétide, et elles ont conservé ces caractères pendant quatre jours.

Dans ce cas l'action du traitement n'a pas été rapide et énergique.

4. — Voie hypodermique.

Comme nous l'avons déjà vu, le plus récent des modes de mercurialisation est l'injection hypodermique, qui sera hypodermique proprement dite ou intramusculaire suivant que l'on introduira dans l'organisme des préparations mercurielles solubles ou insolubles. Cette méthode, employée couramment dans le traitement de l'adulte, est encore peu en usage chez le nouveau-né, probablement parce qu'on redoute les accidents locaux moins faciles à éviter chez le tout jeune enfant.

C'est qu'en effet, la région fessière, dans laquelle est faite généralement l'injection, est souvent souillée de matières fécales ; c'est que le tissu cellulaire sous-cutané et les muscles sont peu épais, d'où quelquefois cette difficulté de faire la piqûre assez profondément pour éviter l'abcès, et pas assez cependant pour risquer d'atteindre le périoste (Minassian) du plan osseux.

Ici comme chez l'adulte les inconvénients peuvent être locaux, généraux ou d'ordre pratique.

Tout d'abord l'injection par elle-même est douloureuse, mais cette douleur due à la piqûre est très courte et souvent insignifiante. Il n'en est pas de même de la douleur consécutive, médiate, apparaissant une heure, quelques heures ou un jour après l'injection suivant la région où elle a été pratiquée et suivant sa profondeur, suivant la nature de la préparation injectée, enfin suivant la susceptibilité de l'enfant.

On peut essayer d'éviter la douleur immédiate par l'application au point d'élection d'un tampon imbibé d'éther pendant quelques minutes avant la piqûre, ou bien par l'emploi du chlorure d'éthyle.

Contre la douleur médiate on pourrait avoir recours à l'addition de cocaïne à la solution injectée, mais on risquerait de provoquer des accidents d'intoxication chez l'enfant ; le mieux est de faire porter son choix sur une préparation naturellement la moins douloureuse.

Les infiltrations du tissu cellulaire sous-cutané sont généralement insignifiantes. Bien qu'elles se terminent spontanément, ou par l'application d'un pansement humide, elles peuvent cependant être le point de départ d'un abcès.

Ces abcès peuvent être dus à une faute d'asepsie et dans ce cas ce n'est pas la méthode qu'il faut incriminer, mais ils peuvent aussi exister malgré toutes les précautions prises. Dans ce second cas, il s'agit d'abcès consécutifs le plus souvent à des injections de calomel, abcès amicrobiens (Neisser, Minassian) non accompagnés d'ascension thermique. Minassian les attribue à l'introduction dans le tissu cellulaire sous-cutané d'une certaine quantité de la préparation au moment du retrait de l'aiguille.

Le sphacèle, accident rare, est consécutif à une faute de technique.

Quant aux nodosités, elles n'ont aucune importance quand elles sont petites. Si elles sont étendues, elles provoquent simplement de la gêne, qui se traduit chez le nourrisson par un peu d'agitation.

Comme accidents généraux on n'a à redouter que l'entérite, moins fréquente avec la méthode des injections qu'avec les autres, et l'embolie, exceptionnelle, qui n'est pas à craindre avec une bonne technique.

Pour éviter tous ces accidents, il faudra donc que les injections soient pratiquées par un médecin, autre inconvénient, d'ordre pécuniaire cette fois, pour les gens n'ayant que peu de ressources.

Mais à un autre point de vue, c'est là, même, un gros avantage, car le médecin suivra de près son malade, jugera de la nécessité de poursuivre ou de cesser le traitement, de le faire plus ou moins intensif. C'est seulement ainsi qu'il pourra, par un dosage exact du mercure absorbé, s'approcher sans danger des limites de l'intolérance et réaliser la prophylaxie des rechutes (J. Darier). Ce serait là une bonne raison, suffisante pour déclarer théoriquement cette méthode la meilleure, la plus rationnelle, et cependant elle a d'autres avantages puisqu'elle laisse aux fonctions digestives en général, et à la peau leur intégrité.

A. — Préparations solubles.

Parmi les préparations mercurielles employées dans le traitement de la syphilis du nouveau-né, nous étudierons en premier lieu celles qui sont solubles : le bichlorure, le biiodure, le benzoate.

Technique. — La technique des injections est simple et précise. Elles peuvent être faites en un temps quand on se sert de sels solubles bien qu'il soit préférable de les faire en deux temps comme les injections de préparations insolubles que nous verrons plus loin.

On se servira d'une seringue en verre de Lüer, facilement stérilisable par le maintien en permanence dans une fiole d'alcool ou d'éther ; d'aiguilles longues de 2 à

3 centimètres en platine irridié ou en acier; les premières pouvant être flambées, les secondes bouillies.

L'emploi d'ampoules injectables préalablement stérilisées peut être commode, si l'on n'est pas sûr de pouvoir se procurer des préparations minutieusement stérilisées.

Où pratiquer ces injections? On a proposé de les faire dans les gouttières rachidiennes au niveau de la région dorso-lombaire, dans la fossette rétrotrochantérienne (Smirnoff) dans la région fessière. C'est cette dernière, qui est le plus souvent choisie, et différentes façons de se repérer ont été données pour éviter de piquer les vaisseaux et nerfs sciatiques; point de Gaillot, zône d'Imerwol, point de Barthélemy. Celui-ci est situé au milieu d'une ligne étendue entre le sommet du pli interfessier et l'épine iliaque antéro-supérieure.

Il a l'avantage d'être haut situé et facile à repérer, c'est pourquoi il doit être adopté chez le nouveau-né de préférence aux autres.

Le point d'élection déterminé, on procède au lavage de la région : savonnage, lavage au sublimé, nettoyage à l'éther.

Toutes les précautions d'asepsie étant prises, l'aiguille est enfoncée perpendiculairement aux téguments d'un coup sec, puis l'injection est poussée lentement. Après quoi l'aiguille est rapidement retirée, et l'orifice de la piqûre comprimée un moment avec un tampon d'ouate.

Il n'est pas indispensable d'obturer l'orifice avec du collodion, qui souvent contribue à irider la peau.

Les injections de sels solubles sont faites tous les jours pendant 10 jours en moyenne, quelquefois plus, et répétées tous les mois si on désire poursuivre le traitement.

1. Bichlorure de mercure. — C'est avec le bichlorure de mercure que les premières tentatives d'injections sous-cutanées mercurielles ont été faites chez l'enfant par Lewin, 1867, Wiederhoffer, 1869, Larrieu, 1873 et nombre d'auteurs parmi lesquels Moncorvo et Ferreira.

La dose injectée est de 1 à 2 milligrammes, c'est-à-dire de cinq à six divisions de la seringue pour une solution ainsi formulée :

Bichlorure de mercure.	*ãã* 0,04 centigr.
Chlorure de sodium chimiquement pur.	
Eau stérilisée bouillie.	10 cent. cubes.

M. Brindeau a injecté du sublimé sous forme de liqueur de Van Swieten à la dose de dix gouttes pour un centimère cube d'eau. Les résultats obtenus ont été satisfaisants.

Les auteurs s'accordent en général pour reconnaître aux injections de sublimé une action rapide, expliquée par sa teneur en mercure métallique, de 73,8 pour 100. Mais tandis que les uns les ont jugées peu ou pas douloureuses (Moncorvo et Ferreira, Jacobi), d'autres au contraire les ont abandonnées car elles provoquent de vives douleurs (Heubner et la plupart des auteurs modernes). Ayant de plus l'inconvénient de provoquer souvent des indurations et des nodosités, quelquefois des abcès, presque toujours de la diarrhée, le sublimé en injections est aujourd'hui à peu près abandonné dans le traitement de la syphilis du nouveau-né.

2. Biiodure de mercure. — Alors que les injections de biiodure de mercure ont été tentées chez l'adulte pour la première fois en 1868, elles n'ont été mises en pratique chez l'enfant que vers 1897, par Barthélemy. Mais elles ne sont devenues d'un emploi courant que depuis l'expérimentation de MM. Schwab et Lévy-Bing en 1903. Ce dernier, qui avait pratiqué un très grand nombre d'injections de différents sels de mercure chez l'adulte, avait donné la préférence parmi les sels solubles au biiodure qui contient 44,05 pour 100 de mercure métallique. Tandis que M. Boissard employait l'huile biiodurée à 4 pour 1000 dans les cas où il avait recours aux injections, MM. Schwab et Lévy-Bing utilisaient la solution aqueuse à laquelle ils trouvaient plus d'avantages parce que sa préparation est facile, qu'elle est stable et qu'elle n'a pas à faire craindre d'embolie. C'est cette solution aqueuse qui fut essayée chez le nouveau-né à la dose de 1/2 milligramme à 1 milligramme par jour, pendant 10 jours en moyenne par série à dose plus ou moins élevée suivant les lésions et suivant la tolérance de l'enfant. La formule de MM. Schwab et Lévy-Bing est la suivante :

Biiodure d'hydrargyre.	0gr,05.
Iodure de sodium.	0gr,05.
Eau distillée.	10 cent. cubes.

Il faudra injecter 4 divisions de la seringue à 20 divisions de Lüer pour injecter 1 milligramme de biiodure, un centimètre cube de la solution contenant 0,005 milligrammes de biiodure.

Des cinq observations qu'ils ont publiées MM. Schwab et Lévy-Bing ont conclu que cette méthode devait être généralisée puisqu'elle ne provoquait pas de diarrhée, pas d'accidents locaux, peu de douleur, puisqu'elle était bien tolérée et efficace.

Cependant dans une de leurs observations ils ont noté, chez un enfant de 6 jours, la modification des selles devenues jaunes-vertes, mal digérées, pendant les 2 ou 3 premiers jours du traitement.

Nous verrons un même incident se produire dans nos observations XVII et XVIII.

On a proposé pour injections chez les nourrissons une autre formule de biiodure dans laquelle entre du phosphate de soude.

Biiodure de mercure.	0gr,02.
Iodure de potassium.	0gr,02.
Phosphate tribasique de soude. . .	0gr,04.
Eau distillée et stérilisée.	10 cent. cubes.

Un centimètre cube de cette solution contient 0,002 milligrammes de biiodure. On en injectera donc un quart à une demi-seringue.

Dans les trois observations qui vont suivre, on a toujours fait usage de la préparation formulée par MM. Schwab et Lévy-Bing.

Observation XVI

Mère ayant contracté la syphilis au cours de sa grossesse. — Enfant n'ayant présenté de signes manifestes de syphilis qu'à l'âge de 2 mois et six jours.

La femme F..., teinturière, âgée de 23 ans, entre le 8 avril 1907 à la Charité pour des végétations vulvaires très douloureuses au cours d'une grossesse de 8 mois environ. — I pare.

Antécédents héréditaires. — Son père est mort de tuberculose pulmonaire. Sa mère est actuellement bien portante.

Antécédents personnels. — Elle a fait ses premiers pas à 1 an et demi. Elle n'a eu dans son enfance aucune autre affection que la rougeole à l'âge de 4 ans. Elle se rappelle avoir eu de l'engorgement ganglionnaire sous-maxillaire et cervical.

Depuis l'âge de 13 ans, elle est réglée régulièrement pendant 3 à 4 jours.

Grossesse. Syphilis. — Au commencement du mois de juillet 1906 ont eu lieu les premiers rapports sexuels avec un homme paraissant bien portant, père de 3 enfants également bien portants. Ces relations durent pendant deux semaines environ. Et la dernière apparition des règles a lieu du 15 au 20 juillet 1906.

La jeune femme n'a pas d'autres rapports sexuels avant le 15 septembre, époque à laquelle elle entre en relations suivies avec un jeune homme, qui, au dire de ses amis, était malade. Et en effet, au mois d'octobre, à une date non précisée elle va consulter à l'hôpital Bichat pour des pertes blanches et des mictions douloureuses. On lui prescrit des injections vaginales au permanganate de potasse. Quelque temps après elle va à la consultation de l'hôpital Saint-Louis : elle avait à ce moment de l'œdème de la petite lèvre droite et un accident sur lequel nous ne pouvons avoir de détail. Toujours est-il qu'on la soumet au traitement spécifique par des pilules prises au nombre de vingt en dix jours.

Au mois de décembre survient une perte de sang peu abondante accompagnée de douleurs abdominales et lombaires, qui font craindre au médecin demandé une fausse couche. Les accidents disparus sous la seule influence du repos, la femme est de nouveau soumise au traitement mercuriel. Au moment de son entrée dans le service, elle a pris trente pilules, et reçu six injections hypodermiques.

Au mois de février 1907 apparaissent des végétations vulvaires, qui prennent un développement assez considérable, et qui décident la jeune femme à entrer à la Charité le 8 avril 1907.

En raison de l'importance des végétations, en raison du terme de la grossesse, M. le Dr Schwab remplaçant à ce moment M. Maygrier, prend le parti de procéder à l'ablation des végétations à la curette et au thermo-cautère le 11 avril.

Le même jour, à 7 heures du soir, la femme entre en travail.

Le 12, à 9 h. 35 du matin l'accouchement est terminé.

Au cours de la période d'expulsion de la tête, une déchirure périnéale incomplète s'est produite. Elle est suturée le lendemain.

L'enfant, du sexe masculin, pèse 2 750 grammes.

Les diamètres céphaliques sont les suivants :

O. M = $12^{cm},2$
O. F. = $10^{cm},5$
S. O. B. = 9^{cm}
B. P. = $9^{cm},1$
B. T. = $8^{cm},2$.

Poids du placenta = 650 grammes.

Rapport $\frac{\text{Poids du placenta}}{\text{Poids de l'enfant}} = \frac{1}{4,2}$.

L'enfant ne présente aucune manifestation spécifique, il a seulement l'aspect d'un chétif.

Les premiers jours, il diminue rapidement de poids, perdant 150 grammes le premier jour, 100 grammes le second jour, 25 grammes le troisième jour, et 75 grammes le cinquième.

Le 16 avril, l'enfant ne pèse donc plus que 2 400 grammes.

Il augmente ensuite assez régulièrement, la courbe du poids ne présentant qu'une chute de 20 grammes le 21, jusqu'au 2 mai.

A ce moment l'enfant pèse 2 630 grammes. Il quitte le service, nourri exclusivement au sein maternel et n'ayant aucune lésion syphilitique appréciable. Il est revu ensuite à la consultation des nourrissons.

Le 7 mai, il pèse 2 670 grammes.

Le 11 mai, poids : 2 870 grammes.

Le 28 mai, poids : 2880 grammes.

Comme elle demeure à proximité de l'hôpital Tenon, la jeune femme est adressée avec son enfant à la consultation de M. Boissard.

Son travail l'obligeant à s'absenter de chez elle dans la journée, l'allaitement mixte est substitué à l'allaitement maternel et les tetées sont réglées de la façon suivante :

Cinq tetées de lait de vache pur bouilli de 80 grammes chacune ;

Trois tetées prises au sein de la mère.

Le 4 juin, poids de l'enfant : 3070 grammes.

Le 11 juin, la mère revient à la Charité avec son enfant pour être hospitalisée.

Poids de l'enfant : 3130 grammes. Il a donc augmenté de 500 grammes, depuis le 2 mai, c'est-à-dire de $12^{gr},5$ par jour en moyenne.

La peau est pâle, mate, sèche. Il a un coryza dont le début remonte à huit jours. Les fontanelles antérieure et postérieure sont largement étendues en surface, elles donnent au palper la sensation de tension.

On commence les frictions mercurielles avec une quantité d'onguent de la grosseur d'une noisette.

Toutes les tetées sont complétées avec du lait de vache pur stérilisé.

Le 12 juin, poids : 3175 grammes.

Le 13 juin, poids : 3175 grammes.

Le 14 juin, poids 3130 grammes. Il y a donc diminution de 45 grammes en 24 heures.

Le ventre, tendu, résistant, est le siège d'une circulation collatérale marquée.

Le foie, gros, lisse, dépasse d'un travers de doigt le rebord costal.

La rate est perceptible à la palpation.

Le scrotum est distendu par une hydrocèle vaginale droite réductible. Le testicule du même côté est dur, gros.

Sur la face externe des cuisses on relève l'existence d'une

éruption rosée, circinée, revêtant par endroits un aspect psoriasiforme. Enfin, les régurgitations sont fréquentes, les selles sont liquides et vertes à l'émission.

Les frictions mercurielles sont alors remplacées par dix gouttes de liqueur de Van Swieten. L'enfant est mis en couveuse, et on lui fait inhaler de l'oxygène.

Le 15 juin, poids : 3 100 grammes.

Même état que la veille.

La liqueur de Van Swieten ayant été vomie, le 14, aussitôt après l'ingestion, on commence une série de 10 injections de biiodure pratiquées tous les jours à la dose de 2 milligrammes. On adjoint à ce traitement un bain de sublimé par jour.

La courbe de poids subit une ascension à 3 120 grammes les 17 et 18 juin, puis elle redescend jusqu'à 3 055 grammes les 20 et 21. De nouveau elle devient ascendante et atteint 3 120 grammes le 26, ce qui fait une augmentation journalière moyenne de 13 grammes depuis cinq jours.

Le 27 juin, poids : 3 050 grammes.

Cette chute de poids de 70 grammes en un jour accompagne un mauvais état général.

L'enfant sorti de couveuse le 26 présente un facies pâle, frippé.

La tête paraît volumineuse par rapport au corps. Le diamètre bipariétal est de 11 centimètres. Les veines temporales superficielles sont très dilatées, turgescentes.

A la palpation, on trouve des fontanelles très étendues, les sutures larges.

La suture sagittale en particulier, de la dimension d'un travers de doigt en son milieu, fait communiquer largement la fontanelle antérieure avec la fontanelle postérieure qui au lieu de dessiner un lambda forme un grand triangle. En somme les os de la voûte du crâne sont séparés par de larges espaces membraneux.

Le foie déborde les fausses côtes d'un travers de doigt.

La rate dépasse les fausses côtes d'un travers de pouce.

Rien du côté des muqueuses buccale et anale.

Les accidents cutanés ont disparu.

L'enfant, nettement hérédo-syphilitique, présente donc, semble-t-il, un certain degré d'hydrocéphalie.

On recommence alors une série de huit injections de biiodure à la même dose que précédemment.

Depuis lors, la courbe de poids décrit des oscillations ascendantes et le 5 juillet, à sa sortie du service, l'enfant pèse 3 160 grammes.

Pendant toute la durée de son second séjour à la Charité l'allaitement a été mixte, et la quantité de lait prise en 24 heures a augmenté de 400 à 475 grammes dont 300 à 400 de lait maternel.

Le 9 juillet, poids: 3 230 grammes. Allaitement maternel exclusif.

Le 16 juillet, poids : 3 230 grammes.

Le diamètre bipariétal est de 11cm,3.

L'hydrocèle vaginale a presque complètement disparu. On sent très nettement le testicule volumineux et dur.

L'alimentation est complétée par une ration de 50 grammes de lait de vache stérilisé.

Le 23 juillet, poids: 3 270 grammes.

L'augmentation moyenne a donc été de 5gr,7 par jour depuis une semaine.

L'enfant tousse ; il a quelques râles sibilants à la base du poumon gauche.

Les selles sont normales.

Le lait stérilisé ayant été vomi trois fois, la mère l'a remplacé par la même quantité de lait bouilli qui a été bien supporté.

Le 29 juillet, poids : 3 330 grammes.

Augmentation moyenne journalière de 8gr,5 depuis le 23.

Le 6 août, poids: 3 430 grammes.

L'enfant a donc augmenté de 14gr,2 par jour en moyenne depuis le 29 juillet.

L'hydrocèle vaginale a complètement disparu.

La fontanelle antérieure est moins tendue que précédemment ; les veines temporales sont moins turgescentes.

On commence une série d'injections d'huile grise de 0gr,07 chaçune, pratiquées, chez la mère, les jours où elle amène son enfant à la consultation des nourrissons.

Le 13 août, poids : 3480 grammes.

L'augmentation a été en moyenne de 7gr,1 par jour depuis sept jours.

Le diamètre bipariétal atteint 11cm,5.

On fait à la mère une deuxième injection d'huile grise.

Le 27 août, poids : 3010 grammes.

L'enfant a diminué de 470 grammes en quinze jours.

La peau bistrée est sèche et plissée.

Un érythème, étendu aux fesses et aux cuisses, revêt par endroits un caractère papuleux très net. Ganglions de l'aine gros et durs.

Depuis cinq jours, les selles sont au nombre de cinq ou six par 24 heures ; elles sont liquides ou en grumeaux, verdâtres.

La mère aurait remarqué que son enfant avait quelques mouvements convulsifs des globes oculaires et des bras.

Le diamètre bipariétal est de 11cm,6.

On fait à la mère la troisième injection d'huile grise.

La mère devait ramener son enfant à la Charité le 28, mais, celui-ci étant très mal, un médecin avait été appelé.

L'enfant fut mis à la diète hydrique pendant 48 heures, et on lui donna du calomel.

Le 5 septembre, nous sommes allé voir le petit malade, qui est absolument cachectique. Sa peau est ridée. Les fontanelles sont tendues. L'érythème a presque complètement disparu.

La langue est belle, humide. Les selles, au nombre de une à deux par jour, sont quelquefois encore grumeleuses.

Le foie et la rate n'ont pas augmenté de volume depuis le 27 juin.

L'enfant est entouré d'ouate, et de boules d'eau chaude.

Le 11 septembre, nous sommes retourné visiter l'enfant.

Son front est couvert de poils fins et nombreux.

Les sutures et les fontanelles sont un peu moins larges.

La circonférence céphalique est de 40 centimètres.

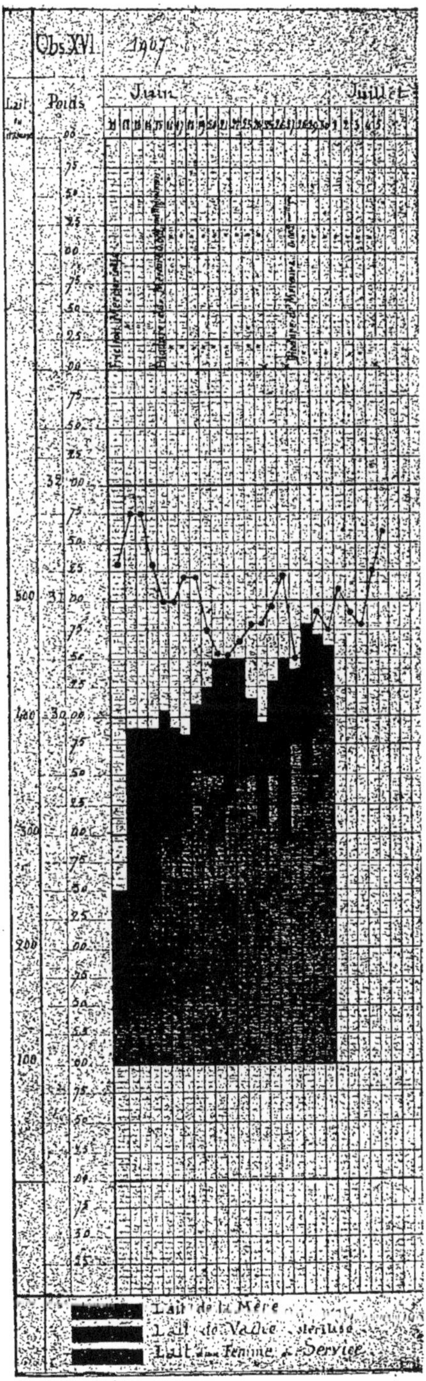

Obs. XVI 1907

Juin — Juillet

Lait — Poids

Lait de la Mère
Lait de Vache stérilisé
Lait de Femme de Service

Il n'existe plus d'érythème fessier.

Les selles sont bien liées et de couleur ocre.

Cette observation nous a paru intéressante par plusieurs côtés. Tout d'abord la mère a contracté la syphilis au cours de sa grossesse. Bien qu'elle aît été soignée, elle a mis au monde un enfant d'apparence chétive, qui a montré des accidents plus de deux mois après sa naissance et parmi ceux-ci un certain degré d'hydrocéphalie.

Au point de vue du traitement nous avons vu les frictions d'onguent napolitain amener des troubles digestifs, puis nous avons pu constater à la suite l'intolérance de l'estomac de l'enfant pour la liqueur de Van Swieten.

Les injections de biiodure paraissent en revanche avoir été bien supportées. Dans les deux séries qui ont été faites, on a pu constater le relèvement de la courbe de poids, bien qu'il n'ait pas été très régulier, et l'action rapide de ce traitement sur les accidents cutanés.

Observation XVII.

Mère ne portant pas de traces de syphilis. — Enfant né prématurément. Diagnostic de syphilis fait d'après le poids du placenta, la courbe de poids et l'influence du traitement mercuriel sur celle-ci.

La femme R..., artiste lyrique, âgée de 18 ans, entre le 5 novembre 1905, à la Charité. I pare.

Rien d'intéressant dans les antécédents héréditaires.

Antécédents personnels. — Pas de maladie dans l'enfance.

Depuis l'âge de 11 ans 1/2, elle est réglée régulièrement pendant deux ou trois jours.

Grossesse de 7 mois environ terminée par l'accouchement d'une fille pesant 1 850 grammes, longue de 40 centimètres, ayant une température de 35°,6.

Poids du placenta = 640 grammes.

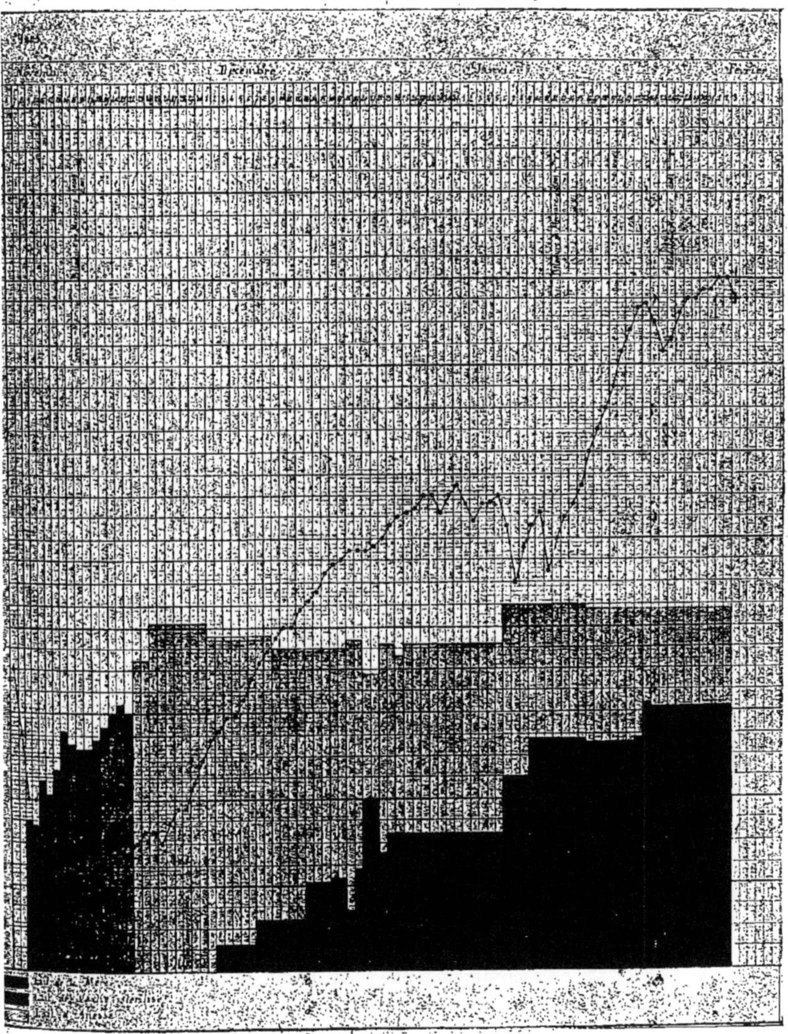

Rapport $\frac{\text{Poids du placenta}}{\text{Poids de l'enfant}} = \frac{1}{2,8}$.

L'examen de la mère n'a révélé aucun signe de spécificité. Les urines ne contiennent pas d'albumine.

L'enfant est mis en couveuse dès sa naissance.

En deux jours, il diminue de 150 grammes.

Dès le 7 novembre, on pratique des frictions d'onguent napolitain qui sont poursuivies pendant 6 jours.

Le 8 et le 9 novembre, poids : 1 700 grammes.

Le 9, apparaît du sclérème des cuisses, qui disparaît 4 jours après.

Le 10 novembre, poids : 1 715 grammes.

La diminution de poids étant constante malgré une alimentation suffisante — les tetées sont toutes pesées et complétées avec du lait de vache pur stérilisé —, on commence le 15 novembre une série de 9 injections de biiodure faites à la dose de 1/2 milligramme le premier jour et de 1 milligramme les jours suivants. On fait également 10 grammes de sérum marin par jour.

Le 15, l'enfant pèse 1 625 grammes.

Il a du coryza.

Le 16 et le 17, poids : 1 610 grammes.

A partir de ce moment l'enfant augmente de poids de 5 grammes en moyenne par jour pendant huit jours, puis plus rapidement jusqu'au 16 décembre, la moyenne d'augmentation journalière atteignant alors $15^{gr},2$.

Du 16 au 29 décembre l'augmentation n'est plus que de $6^{gr},6$ par jour. L'enfant pèse alors 2050 grammes.

La courbe fait ensuite quelques oscillations, qui la ramènent à 1 950 grammes. Le 7 janvier 1906, elle remonte et atteint 2 030 grammes le 10 janvier.

Le 11 janvier, poids : 1 960 grammes.

Le 12, on recommence une série de dix injections de biiodure de 1 milligramme chacune ; pendant cette période la courbe fait une ascension rapide jusqu'au 23 janvier, jour où le poids est de 2 270 grammes.

Deux jours après la cessation du traitement on note une nouvelle rechute de 55 grammes en 48 heures.

Le 26 janvier, on reprend les injections de biiodure, et de nouveau on voit immédiatement une réascension de la courbe qui arrive à 2 300 grammes le 1er et le 2 février.

Le 3 février, l'enfant pèse 2 275 grammes. Mais il meurt avec des signes de bronchite, qui avaient été découverts à l'auscultation le 31 janvier.

Comme nous l'avons dit précédemment l'enfant a été nourri à l'allaitement mixte tout d'abord, jusqu'au 21 novembre. Du 22 novembre au 1er décembre l'enfant n'a eu que du lait d'ânesse. Du 2 décembre 1905 au 3 février 1906 il a eu du lait de vache pur stérilisé et du lait d'ânesse.

Les selles ont été modifiées du troisième au septième jour de la première série d'injections de biiodure ; elles étaient liquides et décolorées. Le 28 et le 29 novembre, alors que le traitement était cessé depuis quatre jours, elles ont été jaunes et fétides.

Dans cette observation, on voit très nettement l'influence du traitement par les injections de biiodure sur la courbe de poids qui subit un mouvement ascensionnel à chaque série. L'utile effet n'était malheureusement pas de longue durée.

Quant à la cause de la mort elle n'a pu être confirmée par l'autopsie, mais il est très probable qu'elle était dans les lésions pulmonaires révélées cliniquement par l'auscultation.

Observation XVIII.

Mère probablement syphilitique. — Enfant présentant du pemphigus palmaire et plantaire douze heures après sa naissance.

La femme C..., domestique, âgée de 29 ans, entre à la Charité le 17 juin 1905. — VII pare.

Rien d'intéressant dans ses antécédents héréditaires.

Antécédents personnels. — Age de la marche : 18 mois. Depuis l'âge de 13 ans, réglée régulièrement pendant 8 jours.

Antécédents obstétricaux. — Première grossesse, en 1893, terminée par l'accouchement au terme de 7 mois d'un enfant mort âgé de cinq jours de débilité congénitale.

Deuxième grossesse terminée, en 1894, par l'accouchement au terme de 7 mois d'un enfant mort de débilité congénitale à 7 jours.

Troisième grossesse, en 1895, terminée par l'accouchement à terme d'un enfant vivant, actuellement bien portant.

Quatrième grossesse terminée, en 1897, par l'accouchement à terme d'un enfant vivant, bien portant.

Cinquième grossesse terminée, en 1900, par l'accouchement à terme d'un enfant vivant, bien portant.

Sixième grossesse terminée par un avortement de 2 mois.

Grossesse actuelle. — Terminée, le 17 juin 1905, par l'accouchement au terme de 8 mois 1/2 environ d'un enfant du sexe masculin, pesant 3 100 grammes, long de 49 centimètres.

Poids du placenta : 630 grammes.

$$\text{Rapport } \frac{\text{Poids du placenta}}{\text{Poids de l'enfant}} = \frac{1}{4,9}.$$

L'enfant, d'apparence normale, présente douze heures après sa naissance des bulles de pemphigus dans la paume des mains et à la plante des pieds.

Les probabilités en faveur de la syphilis maternelle, auxquelles avaient conduit les antécédents de mort par débilité congénitale des deux premiers enfants nés prématurément, puis les caractères du placenta, sont donc confirmées par l'apparition de pemphigus chez l'enfant peu de temps après sa naissance.

Le 18 juin, jour de l'apparition du pemphigus, poids : 3 000 grammes.

Le 19 juin, poids : 2 950 grammes.

On commence par donner dix gouttes de liqueur de Van Swieten à l'enfant, puis on augmente progressivement les jours suivants jusqu'à vingt gouttes, qui sont données les 23 et 24.

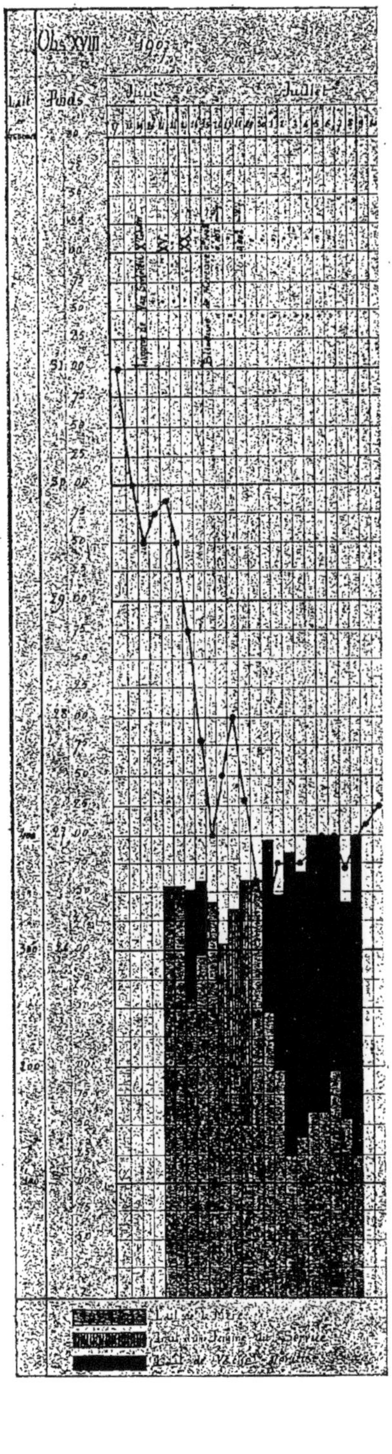

Obs. XVIII 1907

Lait | Poids | Juin | Juillet

51.00
50.00
29.00
28.00
27.00

Lait de la Mère

Service

Lait de Vache

Le 20 juin, poids : 2 975 grammes.

Le 21 juin, poids : 2 985 grammes.

Cette augmentation de poids, suivant immédiatement le début du traitement, n'a pas persisté, et les jours suivants la diminution a été rapide.

Le 22 juin, poids : 2 950 grammes.

Le 23 juin, poids : 2 875 grammes.

Le 24 juin, poids : 2 780 grammes. Les selles sont bien liées, mais vertes.

Le 25 juin, poids : 2 700 grammes.

Cette chute de poids est certainement due à la spécificité, car l'allaitement est surveillé de très près. Toutes les tetées sont pesées et complétées au lait de vache stérilisé quand elles n'ont pas été suffisantes. La quantité totale de lait prise par jour est de 350 à 360 grammes, dont 260 au minimum de lait maternel.

On juge alors nécessaire de remplacer les gouttes de liqueur de Van Swieten par des injections de biiodure.

On fait dès lors une première injection de 1/2 milligramme.

Le 26 juin, poids : 2 750 grammes. — Hématurie.

On fait 1 milligramme de biiodure en injection.

Le 27 juin, poids : 2 800 grammes. — Hémorragie ombilicale.

Même injection à la même dose.

Le 28 juin, poids : 2 730 grammes. — Les selles sont vertes.

En raison de la diminution du poids de 70 grammes depuis la veille, on porte la dose de biiodure, faite en injection, à 2 milligrammes, et continuée les jours suivants jusqu'au 6 inclusivement.

Le 29 juin, poids : 2 660 grammes.

Le 30 juin, poids : 2 630 grammes.

Depuis ce moment, il se fait, irrégulièrement d'ailleurs, une ascension de la courbe, qui atteint 2 725 grammes le 10 juillet.

On a noté des selles jaunes fétides le 2 juillet, et une nouvelle hémorragie ombilicale le 6 juillet.

Depuis le 25 juin, la quantité de lait fournie par la mère a diminué et n'est plus que de 125 grammes à 200 grammes sur les 400 grammes environ donnés à l'enfant.

Le 10 juillet, sortie du service.

L'enfant est revu à la consultation des nourrissons.

Le 12 juillet, il ne pèse que 2 700 grammes.

Le 25 juillet, poids : 2 250 grammes.

L'enfant a donc diminué de 500 grammes depuis sa sortie de 'hôpital. Il est mal soigné, la mère le mettant dans une crèche pendant la journée et ne sachant pas exactement comment il est nourri. Il n'a pas été revu depuis le 25 juillet.

Dans ce cas de syphilis grave avec hématurie et hémorragie ombilicale, on peut remarquer l'ascension qu'a subie la courbe de poids après le commencement du traitement par la liqueur de Van Swieten d'abord, puis par les injections de biiodure ensuite. Mais cette ascension a toujours été suivie d'une chute brusque. Cependant vers le milieu de la série d'injections il y a eu un relèvement de la courbe jusqu'au jour de la sortie de l'enfant du service.

Intermédiaire aux méthodes d'injections de sels solubles et de sels insolubles, nous signalerons ici la méthode de Prokhorow antérieure au mode de traitement par le biiodure tel qu'il est pratiqué actuellement en France.

Ce médecin russe montra que les accidents d'intoxication ne sont pas à craindre lorsqu'on injecte à haute dose des sels solubles ou solubilisés. Et la raison donnée par Nario, qui apporta des modifications à cette méthode, était que l'iodure de potassium en présence du sel de mercure formait un iodure double de mercure et de potassium, composé moins toxique que le biiodure de mercure

La formule de Prokhorow était la suivante :

Biiodure d'hydrargyre.	0,30 centigr.
Iodure de potassium.	0,60 —
Eau distillée.	100 grammes.

et il conseillait d'injecter chez l'enfant 1/2 centimètre

cube par kilogramme de poids tous les 10 jours. L'injection doit toujours être intramusculaire. Nario, pour diminuer le gonflement et la douleur de l'injection, modifie la formule en diminuant de moitié ou même de 3/4 la quantité d'eau, si bien que la quantité de liquide à injecter était bien moindre. Il ne faisait la deuxième injection que 15 jours après la première dans le cas de cachexie syphilitique et 30 jours seulement quand les accidents avaient disparu.

Pour lui, le traitement pourrait être abandonné après une année sans danger d'accidents syphilitiques graves ultérieurs.

Les résultats thérapeutiques seraient parfaits : disparition des éruptions syphilitiques d'une façon presque constante avant les dix jours suivant l'injection, enfin toutes les lésions traitées auraient cédé après la troisième injection.

Jamais d'accident d'intoxication, gastralgie, dyspepsie, diarrhée, néphrite, n'aurait été observé.

Comme accident local : peu de douleur d'une durée de dix minutes environ, pas d'induration.

La tuméfaction, qui apparaît quelques heures après l'injection, disparaît rapidement sous l'action de compresses froides.

Ce qui est bien particulier dans l'action de ce traitement, c'est la chute de poids considérable de 100 à 200 grammes qui est observée dans les trois ou quatre jours qui suivent l'injection. De plus, l'examen systématique du sang a montré une diminution parallèle du nombre des globules rouges.

Malgré l'opinion de Nario qui, s'appuyant sur des observations personnelles, proclame la supériorité de la méthode, il semble que l'on ne doive pas partager son enthousiasme pour un traitement qui agit de telle façon sur les éléments du sang et sur l'évolution de la courbe de poids. D'ailleurs nous ne croyons pas que cette méthode soit utilisée en France.

3. — Benzoate de mercure. — Expérimenté pendant longtemps chez les jeunes enfants par Fedtchenko de Moscou, le benzoate de mercure semble avoir donné de bons résultats à cet auteur.

Il employait la formule suivante :

Benzoate de mercure. . . . . . Chlorure de sodium.	*àâ* 0,15 centigr.
Glycérine. . . . . Eau distillée.	*àâ* 15 grammes.

dans laquelle un milligramme de substance active correspond à 4 divisions de la seringue à 20 divisions. On injecte 1 milligramme chez les enfants d'un mois, 2 milligrammes chez les enfants de 4 à 6 mois, 2 milligrammes 1/2 entre 7 mois et 1 an.

Fedtchenko n'a jamais eu à relater de troubles généraux ou de troubles digestifs, il a seulement noté quelquefois des indurations.

Les accidents spécifiques ont toujours disparu rapidement et il y avait peu de récidives.

A cause de son peu de toxicité et de son activité, le benzoate de mercure, qui contient 45,25 pour 100 de mercure métallique, est préconisé par M. le Pr Gaucher, par M. Queyrat, par M. Émery. Plusieurs formules ont été proposées, dont la plus simple est la suivante, donnée par M. Gaucher :

Benzoate de mercure.	1 gramme.
Chlorure de sodium chimiquement pur. .	0,75 centigr.
Eau distillée.	100 grammes.

dont un centimètre cube contient un centigramme de benzoate. On pourra injecter chez le nouveau-né de 2 à 5 milligrammes, c'est-à-dire de 8 à 20 divisions de la seringue.

Citons encore la formule ordonnée de préférence par M. Gaucher :

Benzoate de soude.	0,30 centigr.
Benzoate d'ammoniaque neutre. . .	1gr,50.
Eau distillée.	Q. S. pour 30 cent. cubes.

contenant un centigramme de benzoate de mercure par centimètre cube.

Le grand inconvénient des injections de benzoate de mercure, c'est la douleur qui est quelquefois intense et prolongée pendant plusieurs heures.

B. — Préparations insolubles.

Si les préparations mercurielles solubles peuvent être injectées indifféremment sous le derme ou dans les masses musculaires, il n'en est pas de même des préparations insolubles qui doivent être introduites directement dans le muscle. C'est ainsi qu'elles détermineront le minimum d'influence irritante locale, point important à considérer étant donnée la fréquence des accidents qu'on leur a imputés.

1. Salicylate de mercure. — Trois préparations mercurielles insolubles ont été employées chez l'enfant : le salicylate de mercure dont la teneur en mercure métallique est de 59,52 pour 100, le calomel, l'huile grise.

Tandis que Moncorvo et Ferreira, qui ont pratiqué 95 injections de salicylate de mercure chez 11 enfants, n'ont obtenu que des résultats thérapeutiques assez médiocres, au contraire Ebstein, Koraleff notèrent toujours une guérison rapide.

La dose injectée par ce dernier tous les 8 jours variait de 0gr,005 à 0gr,020 suivant les malades qui étaient au nombre de 56, âgés de une semaine à un an et qui reçurent en tout 309 injections.

Dans les cas de syphilides, celles-ci disparaissaient complètement après la troisième ou la quatrième injection. L'action rapide de la médication semble donc certaine, mais des complications sans gravité d'ailleurs ont été notées ; quelquefois une légère élévation de la température, de l'exanthème d'une durée de 24 heures, dans 3 cas un peu d'agitation et, toujours pour Moncorvo et Ferreira, une assez vive douleur après la piqûre. Jamais ces auteurs n'observèrent d'abcès, tout au plus quelques indurations au niveau de la piqûre. Nous en concluons que le salicylate basique de mercure est un sel bien toléré par les tissus.

2. Calomel. — Il n'en est pas de même du calomel dont la teneur en mercure de 84,925 pour 100 explique l'action énergique et rapide, mais dont l'injection est si souvent suivie d'accidents locaux. Employée par Kölliker

en association avec la glycérine, il n'a été employé depuis que suspendu dans de la vaseline.

La formule qui paraît la meilleure est celle de Balzer :

Calomel à la vapeur.	1 gramme.
Huile de vaseline liquide purifiée. . .	10 —

dans laquelle 1 centimètre cube renferme 10 centigrammes de calomel, soit 0gr,084 de mercure.

Dans ces conditions 0gr,01 de calomel correspondra à deux divisions des seringues à 20 divisions de Lüer.

La dose à injecter varie naturellement suivant l'âge des enfants. Smirnoff qui, dès 1882, a fait appel aux injections de calomel, employait des doses fortes de 0gr,024 à 0gr036 ; il n'a eu qu'à s'en louer (Émery).

Kölliker injecte de 2,5 à 3 centigrammes, Moncorvo et Ferreira de 3 à 5 centigrammes chez des enfants de 1 à 10 ans.

Jullien recommandait de commencer à 1 centigramme pour augmenter progressivement suivant la tolérance et l'âge de l'enfant jusqu'à 5 centigrammes.

Minassian, chez les enfants de moins de 2 ans, injectait de 1cgr,5 à 2 centigrammes. L'intervalle de temps qui séparait les injections est de 7 à 8 et 15 jours. Leur nombre est de 5 en moyenne. Cet auteur a publié en 1906 dans la *Rivista Veneta* un travail très intéressant sur le traitement de la syphilis infantile par les injections de calomel à forte dose. Ses recherches, qui ont été faites dans le service du Pr Fiocco, nous ont paru d'autant plus intéressantes que l'examen du sang a été pratiqué systématiquement avant, pendant et après le traitement. De cette façon, tous les éléments nécessaires pour juger de l'action du calomel sur la syphilis elle-même et sur l'organisme ont été étudiés.

Grâce à cela il pourra être répondu à des reproches que Chassagne dans sa thèse (1904) semblait faire aux injections chez le nourrisson de sels mercuriels insolubles.

De ce que le traitement de Prokhorow provoque au début une diminution de poids de l'enfant et une diminution du nombre de globules rouges, il en tirait la conclusion suivante : « cette action fâcheuse peut aussi se montrer et d'une façon plus intense avec les préparations de sels insolubles, et au lieu d'une action curative, nous aurions une action toxique, qui pourrait être mortelle ». Et naturellement Chassagne se montrait peu partisan des injections de sels insolubles.

L'analyse des observations de Minassian nous montrera si ces reproches sont ou non mérités. Des 25 observations nous ne retiendrons que 6 d'entre elles, celles qui intéressent des enfants de moins de deux ans.

Tout d'abord disons que jamais l'auteur n'observe d'intoxication, jamais d'incident grave. Nous verrons ensuite successivement la date de disparition de lésions, l'examen du sang, l'état de nutrition du malade. Dans deux cas les lésions qui étaient de petites papilles de la région ano-génitale et du coryza (Obs. 11) des papules érosives de la vulve (Obs. 13) disparurent après la deuxième injection de calomel. Dans l'observation 7 relative à une syphilis acquise, la roséole et les plaques muqueuses de la bouche ont disparu après la deuxième injection ; les syphilides de la commissure labiale gauche après la troisième injection.

Disparition du coryza, puis des papules érosives périanales et scrotales (Obs. 1) des plaques muqueuses de l'anus (Obs. 10) après la troisième injection.

Les plaques muqueuses de la bouche, dans ce dernier cas, n'ont disparu qu'après la quatrième injection : de même les lésions labiale et amygdalienne dans l'observation 12.

En somme, disparition complète des accidents deux fois après la deuxième injection de calomel, deux fois après la troisième et deux fois après la quatrième. Les manifestations syphilitiques les plus résistantes au traitement sont celles de la muqueuse buccale et des commissures labiales.

Mais comment se comportent les divers éléments du sang ? Nous savons que déjà chez les petits syphiliques il y a une légère diminution du nombre des globules rouges, et une diminution notable du taux de l'hémoglobine avant le traitement.

Dès que celui-ci est commencé les globules rouges deviennent moins nombreux, l'hémoglobine diminue pendant quelque temps, puis après la troisième ou quatrième injection ces deux éléments augmentent en même temps qu'on constate l'apparition de normoblastes. Ceux-ci ont été constatés après la deuxième injection de calomel dans les observations 1 et 7 ; leur pourcentage n'est pas très élevé. Dans tous les cas l'augmentation de l'hémoglobine est plus rapide que celle des globules rouges.

La leucocytose légère constatée avant le début de la cure est réduite, et le nombre des globules blancs tend à devenir normal.

La formule leucocytaire est généralement modifiée de suite après le traitement : il y a une petite augmentation des polynucléaires neutrophiles et dans quelques cas même des grands mononucléaires.

Ainsi donc, on peut admettre une réaction médullaire consécutive aux injections de calomel, caractérisée par des hématies nucléées d'une part, et par l'augmentation quoique légère des polynucléaires neutrophiles d'autre part.

Pour ce qui est de l'état général des enfants traités, Minassian ne donne pas de renseignements très précis en ce sens qu'il ne publie pas leur courbe de poids. Mais il a noté constamment l'amélioration progressive de la nutrition générale parallèlement à la résolution des lésions locales. Il a vu grandir des enfants, qui avant le traitement, étaient véritablement cachectiques.

Dans aucun cas la cure intensive du calomel n'a aggravé leur état général. Les conclusions sont donc bien nettes et les reproches, qui ont été adressés à la méthode des injections de sels mercuriels insolubles par Chassagne, ne semblent pas justifiés, pour les injections de calomel tout au moins.

Ce que nous devons surtout faire remarquer, c'est la fréquence d'accidents locaux si connue et à laquelle Minassian semble à tort, nous croyons, ne pas attacher suffisamment d'importance. Ainsi chez les 6 enfants auxquels il a fait 26 injections de calomel, il a eu 6 fois des infiltrations résorbées spontanément et 3 fois des abcès.

De plus la douleur très fréquente peut durer plusieurs jours, empêchant l'enfant de rester couché sur le côté où a été faite l'injection. Mais ce dernier inconvénient peut être évité par l'incorporation à la préparation de 0^{gr},25 de gaïacol et 0^{gr},15 de camphre par centimètre cube.

Quant aux abcès on n'aura des chances de les éviter qu'en pratiquant une asepsie rigoureuse au point d'injection et en introduisant l'aiguille assez loin pour que le liquide ne vienne pas en contact du tissu cellulaire sous-cutané, ce qui est souvent difficile chez des enfants très amaigris, surtout s'ils ne sont pas bien immobilisés au moment de l'injection.

3. Huile grise. — L'huile grise paraît ne pas avoir les mêmes inconvénients que le calomel, et, des préparations insolubles, elle est celle qui est le plus souvent employée chez l'adulte. C'est qu'en effet l'injection n'est pas suivie de douleur, tout au plus quelquefois subsiste-t-il après elle une sensation de lourdeur de la fesse. Elle ne détermine pas d'accidents inflammatoires, quand les précautions d'usage ont été prises ; elle ne laisse comme trace qu'une nodosité de volume variable, sans aucune tendance à s'abcéder, et encore, pas de façon constante. Le nodus qui se forme de temps à autre ne gêne nullement quand la piqûre a été faite assez haut pour ne pas être comprimée dans la station assise.

Enfin, chose importante entre toutes, l'huile grise augmente rapidement le nombre des hématies chez les syphilitiques, et leur rend en même temps une quantité d'hémoglobine normale, modifications qui se produisent dans les 7 à 8 jours après la première piqûre.

Cependant à un certain moment, généralement après la cinquième injection, les globules et l'hémoglobine peuvent diminuer. Il faut donc alors arrêter le traitement.

Toutes ces considérations ne peuvent qu'engager à traiter aussi le nouveau-né par l'huile grise, avec d'autant plus de chances de succès que l'anémie sera d'emblée combattue, contrairement à ce qui se passait dans le cas des injections de calomel. Il serait en effet étonnant que la réaction chez l'enfant ne se fît pas dans le même sens que chez l'adulte.

Cette pratique a déjà été essayée par Moncorvo et Ferreira, qui, ayant comparé les diverses méthodes de mercurialisation de l'enfant par injections de préparations solubles et insolubles, ont donné la préférence parmi ces dernières à l'huile grise. MM. Barthélemy, Lévy-Bing et Schwab ont publié 3 observations de nouveau-nés traités de la même façon.

Enfin nous-même nous avons pu grâce à la très grande bienveillance de notre maître M. Maygrier, suivre un enfant auquel nous avons fait une série de 5 piqûres d'huile grise.

Parmi les nombreuses formules d'huile grise, les plus connues sont celles de Vigier et de Lafay. La condition essentielle est que les préparations contiennent 40 pour 100 de mercure, c'est-à-dire 0gr,40 de Hg. pour 1 gramme d'huile grise ou encore 0gr,50 de Hg. pour

1 centimètre cube d'huile puisque le centimètre cube pèse $1^{gr},25$.

La formule dont nous avons fait usage est la suivante :

Mercure purifié.	40 grammes.
Lanoline.	20 —
Huile de vaseline.	40 —

Le flacon contenant la préparation doit être chauffé légèrement, puis agité avant l'usage afin qu'on obtienne une homogénéité parfaite. Pour avoir un dosage rigoureux il faut absolument se servir de la seringue de Barthélemy, chacune des 15 divisions correspondant à 1 centigramme de mercure métallique, si l'on emploie l'huile grise à 40 pour 100.

Nous avons employé une aiguille en acier d'un peu plus de 12 millimètres de long dont le contenu en huile grise correspondait à une demi-division de la seringue. Cette notion était nécessaire à connaître, car l'injection devant être faite en deux temps, nous aurions commis une erreur dans le dosage du liquide à injecter si nous n'avions pris cette précaution. Elle était d'autant plus utile dans cette étude que les doses injectées au nouveau-né varient de $0^{gr},01$ à $0^{gr},02$ suivant les indications données par MM. Lévy-Bing et Schwab.

Pour pratiquer l'injection, il faut coucher l'enfant sur le ventre et l'immobiliser afin d'empêcher ses mouvements de faire varier la position de la pointe de l'aiguille, qui provoquerait une plus vive douleur. Le point d'élection, point de Barthélemy, étant nettoyé à l'éther, l'aiguille est enfoncée profondément dans le muscle. Si l'on ne voit pas sourdre une goutte de sang, à l'extrémité libre de l'aiguille on adapte la seringue et on pousse lentement l'injection. Celle-ci terminée, on retire la seringue puis l'aiguille en prenant soin d'obturer son orifice avec le doigt pour éviter de disséminer le liquide sur tout le trajet de la piqûre. Il est inutile d'appliquer une couche de collodion sur le point piqué, quand l'injection a été faite assez haut et quand l'enfant est bien soigné par sa mère.

Nous rappellerons rapidement les observations de MM. Lévy-Bing et Schwab avant d'exposer la nôtre.

Le premier enfant, chez qui le diagnostic de syphilis avait été fait par l'évolution de la courbe de poids après la naissance, et qui avait été traité par les injections de biiodure, reçoit à l'âge de un mois une injection d'huile grise de 0gr,01 de mercure. Revu douze jours après cette injection, il présente au point de la piqûre dans la fesse droite une induration profonde et légèrement fluctuante. Mais la fesse n'est pas empâtée et l'enfant n'a pas de diarrhée. Il n'a pas été revu depuis.

Le deuxième enfant, dont la mère avait accouché cinq fois d'enfants morts et macérés, et une fois d'un enfant vivant mort quelques jours après la naissance — avait présenté une chute de poids importante et rapide. Traité alors par les injections de biiodure, il est traité à partir de l'âge de 3 semaines par des injections d'huile grise de 0gr,01 de mercure d'abord, puis de 0gr,02, de 0gr03 faites à des intervalles de plus en plus éloignés. L'enfant a augmenté de poids constamment et n'a jamais présenté d'accidents spécifiques jusqu'à l'âge de 5 mois et demi.

A aucun moment il n'a été noté d'accident local au niveau du point d'injection.

Le troisième enfant, né avec du pemphigus, et traité au début par les injections de biiodure est soigné à partir de l'âge de un mois et demi par les injections d'huile grise. Jusqu'à l'âge de 7 mois, il ne présente aucun accident. Des neuf injections, une seule a été suivie de nodosité.

Observation XIX.

A... née au terme de 7 mois 1/2 environ, le 27 novembre 1906 à la Maternité de la Charité, pèse à sa naissance 1 940 grammes, mesure 42 centimètres de long, a une température de 38°,8.

Le placenta est de 450 grammes.

$$\text{Rapport } \frac{\text{Poids du placenta}}{\text{Poids de l'enfant}} = \frac{1}{4,3}.$$

La mère âgée de 38 ans a eu il y a 17 ans une fille actuellement bien portante. Le père de cette enfant meurt en 1891 de scarlatine. La mère se remarie en juillet 1904.

Un an après ce second mariage, elle a des maux de tête fréquents à prédominance nocturne, elle perd ses cheveux, elle se plaint de maux de gorge et présente enfin des accidents du côté de la vulve pour lesquels on la soigne par le sirop de Gibert, et des pilules de Dupuytren.

Pendant sa grossesse dont le début remonte au mois d'avril 1906 elle a pris 60 pilules. Et c'est tout ce qu'elle a eu comme traitement jusqu'au moment de son entrée à la Charité.

L'enfant née prématurément est mise en couveuse. Elle ne porte aucune lésion spécifique.

La chute de poids initiale atteint 190 grammes en 4 jours,

puis ensuite l'augmentation de poids quotidienne est régulière sauf une diminution de 15 grammes le 11e jour.

Le 25e jour l'enfant est sortie de couveuse et elle quitte le service en bon état le 27e jour, 22 décembre 1906 pesant 2 170 grammes.

Elle n'est amenée à la consultation des nourrissons que le 8 février 1907. Elle pèse 3 250 grammes, présente un bon aspect général, mais la palpation de l'abdomen révèle une hypertrophie du foie et de la rate. De plus les globes oculaires sont agités de mouvements de va-et-vient rapides se faisant dans le sens vertical et dans le sens transversal. Ce nystagmus, dont on n'avait pas noté l'existence, datait au dire de la mère de la naissance.

On prescrit dix gouttes de liqueur de Van Swieten par jour pendant dix jours. Le traitement est bien supporté.

Le 13 février 1907, le poids est de 3 485 grammes et continue à augmenter.

Le 27 mars, on redonne de nouveau de la liqueur de Van Swieten pendant 10 jours, à la dose de 10 gouttes par jour. Le poids augmente toujours.

Le 24 avril, l'enfant qui présente de l'érythème fessier depuis la veille a la diarrhée. Il a diminué de 120 grammes en 24 heures et ne pèse plus que 4 280 grammes au lieu de 4 400, poids du 23 avril.

Aussi depuis le 25 avril il reprend de la liqueur de Van Swieten (5 gouttes par jour) en augmentant de une par jour jusqu'à concurrence de trente gouttes. On cesse le 21 mai. Le poids atteint alors 4 770 grammes.

La liqueur de Van Swieten donnée au moment où l'enfant avait de la diarrhée n'a provoqué aucun trouble digestif. Les selles au contraire se sont régularisées ; elles ont seulement présenté une coloration verdâtre par moments ; mais toujours elles étaient bien liées. Jamais de régurgitations, jamais de vomissements.

Le 29 juillet, l'enfant est amenée à la Charité pour une éruption, dont le début remonte à 3 ou 4 jours, son apparition a été précédée et accompagnée de phénomènes prurigineux. On relève l'existence de nombreux éléments vésiculeux gros comme une tête d'épingle, ou plus petits et entourés à leur base d'une zone rosée peu étendue, siégeant sur le bord cubital et sur l'éminence thénar de la main droite, sur la face externe et dans la paume de la main gauche, au-dessus de l'ombilic, sur le flanc gauche, sur le bord externe des genoux droit et gauche, sur la face antéro-externe de la jambe gauche dans son tiers inférieur. Le liquide contenu dans ces vésicules est cristallin, ou légèrement louche. Quand il s'est écoulé, très rapidement la lésion s'est guérie sans formation de croûte sans laisser ni cicatrice ni pigmentation. La durée d'évolution de ces éléments apparus à des moments différents a été de 5 jours en moyenne. Nous croyons qu'il s'agissait là de miliaires qui ont facilement disparu d'ailleurs sous l'influence de bains d'amidon et de poudre de talc.

L'état général de l'enfant n'a été nullement modifié par cette éruption. Mais les joues de l'enfant attirent plus l'attention, elles sont couvertes d'une large plaque rouge à reflet cuivreux, à bords arrondis bien limités ne portant pas trace de desquamation. Ces plaques sont symétriques et présentent bien le caractère de syphilides maculeuses.

Le foie uniformément hypertrophié, lisse et ferme, dépasse le rebord costal de 3 centimètres sur la ligne mamelonnaire. La rate, dure, à bords nets, descend à $3^{cm},5$ au-dessous des fausses côtes.

On décide de traiter l'enfant à l'huile grise.

Le 30 juillet, poids 6 400 grammes.

Le 6 août, poids 6 380 grammes, c'est-à-dire diminution de poids, de 20 grammes en 7 jours.

Première injection d'huile grise de $0^{gr},01$ de mercure.

Le 13 août, deuxième injection d'huile grise de $0^{gr},01$.

Poids 6 570 grammes.

Le 20 août, troisième injection d'huile grise de $0^{gr},01$.

Poids 6 700 grammes.

Le 27 août, quatrième injection d'huile grise de $0^{gr},02$.

Poids 6 800 grammes.

Le 3 septembre, cinquième injection d'huile grise de $0^{gr},03$.

Poids 6 920 grammes.

L'enfant est amené à la consultation mais nous sommes tenu au courant de son état.

Le 9 septembre, poids : 7050 grammes.

Sa dernière injection a été suivie d'une nodosité un peu plus volumineuse que les précédentes.

Le 16 septembre, poids : 7 115 grammes.

Le 24 septembre, poids : 7 250 gaammes.

L'enfant est constipée et présente une éruption de miliaires.

L'état général de l'enfant a donc été très bon pendant toute la durée des injections d'huile grise. Mais comment se sont comportées les lésions spécifiques ? Après la deuxième injection les syphilides des joues sont d'un rouge moins vif surtout sur la joue droite où les bords se confondent avec la surface cutanée saine. Après la troisième injection subsiste seule la syphilide de la joue gauche, qui elle-même est en voie de résorption. Après la 4e semaine de traitement, quand on pratique la 5e injection il n'existe plus de traces de syphilides des joues. Du côté des viscères, foie, rate, il n'y a à noter aucune modification, l'état d'hypertrophie est exactement le même. Enfin au dire de la mère le nystagmus serait moins fréquent, les oscillations seraient moins étendues. Rappelons à ce sujet que Sp. Watson dans *Arch. of. dermat.*, 1877 a noté l'influence modificatrice du traitement spécifique sur le nystagmus.

A aucun moment l'enfant n'a présenté de phénomènes d'intoxication hydrargyrique ; ses selles ont toujours été régulières et d'aspect normal.

Localement nous avons eu après les 2e, 4e et 5e injections une petite nodosité du volume d'une petite lentille, ou d'un pois, non douloureuse à la pression ne s'accompagnant pas de phénomène inflammatoire, la peau étant toujours restée intacte à ce niveau.

De douleurs il n'en existe pas. Au moment du nettoyage de la région où devait être faite la piqûre, l'enfant commençait à pleurer et quelques minutes après ses larmes étaient séchées. Jamais elle n'a paru souffrir dans les instants ou dans les jours qui ont suivi l'injection.

Notre observation vient s'ajouter à celles de MM. Lévy-Bing et Schwab, et avec eux nous croyons pouvoir dire que les injections d'huile grise chez le nouveau-né sont très bien supportées, qu'elles ne s'accompagnent pas d'accidents locaux si l'on se conforme à la technique préconisée, que leur action sur les modifications secondaires de la syphilis est évidente et rapide.

Si maintenant nous nous demandons à laquelle des préparations insolubles il faut donner la préférence, nous croyons posséder assez d'éléments pour pouvoir porter un jugement.

Le salicylate de mercure est bien toléré par les tissus, mais il provoque toujours une assez vive douleur, et son action est considérée par Moncorvo et Ferreira comme médiocre.

Le calomel agit promptement et énergiquement, mais les accidents locaux sont fréquents. Sur 26 injections pratiquées Minassian a noté 6 infiltrations et 3 abcès.

Enfin il est douloureux.

L'huile grise a une action rapide et prolongée, elle

n'est pas douloureuse, et ne détermine localement que quelquefois des nodi.

Alors que sur 26 injections de calomel Minassian a eu 6 infiltrations et 3 abcès, sur les 23 d'huile grise faites au total par MM. Lévy-Bing et Schwab et nous-même, il n'y a eu aucun abcès, seulement des nodosités durant 8 à 10 jours.

Avec Moncorvo et Ferreira nous donnerons donc la préférence, parmi les préparations mercurielles insolubles, à l'huile grise.

III. — TRAITEMENT DES PETITS SYPHILITIQUES DANS LES CONSULTATIONS DES NOURRISSONS

La conclusion précédente nous permet d'espérer la réalisation du vœu émis par M. Maygrier à la Société d'Obstétrique le 17 décembre 1903. A propos de la communication de MM. Schwab et Lévy-Bing, qui disaient préférer les injections de biiodure à la liqueur de Van Swieten en ingestion et aux frictions mercurielles dans le traitement de la syphilis infantile, notre Maître disait les avantages que présenteraient les injections d'une substance insoluble, l'huile grise par exemple, dans la clientèle hospitalisée.

Et en effet ne serait-ce pas là le moyen idéal de traiter les petits syphilitiques ? Ces enfants, nous l'avons vu, peuvent présenter des lésions spécifiques à leur naissance, ou bien ils peuvent naître sains en apparence et avoir des manifestations pendant leur séjour dans la Maternité où ils sont nés ; ou enfin les lésions peuvent n'apparaître que 2 et même 3 mois après leur naissance.

Dans le premier et dans le second cas ils seront traités dans le service où ils seront nés. Mais pendant combien de temps pourra-t-on les garder ? Pendant un temps relativement très court, insuffisant et les récidives ne tarderont pas à survenir. La nécessité s'impose donc pour le médecin soucieux de l'avenir de ces malheureux, de prolonger ses soins à l'enfant comme à la mère. Et le seul moyen qui soit en son pouvoir, est de convaincre la mère de l'utilité d'amener son enfant toutes les semaines à la consultation des nourrissons. Plus que tout autre enfant le petit avarié a besoin de soins minutieux ; le moindre érythème fessier peut être chez lui le point de départ de lésions spécifiques ; il est débile et son alimentation a besoin par conséquent d'être étroitement surveillée. La mère étant encouragée, conseillée, reconnaît l'intérêt qu'on lui porte, et si elle n'a accepté de venir une fois par semaine que contre son gré au début, elle prend ensuite l'habitude de venir régulièrement sans regret.

De cette façon, sans lui causer un plus grand dérangement, sans lui faire faire aucune dépense, sans aucun ennui pour elle on traitera facilement l'enfant. Au moment de son examen on pratiquera l'injection d'huile grise. Quelques minutes suffisent pour cela, si on a pris soin de préparer le matériel nécessaire avant la consultation. Il ne faut pas croire que le traitement sera facilement accepté. On se heurtera le plus souvent à la pusillanimité de la mère, surtout si celle-ci a été traitée par des injections douloureuses, ou si elle a eu le malheur d'avoir des abcès consécutifs à ces injections. C'est ce qui est arrivé dans le cas que nous avons eu, et il nous a fallu beaucoup insister auprès de la mère pour qu'elle consente à laisser traiter son enfant. Fort heureusent ce dernier n'a pour ainsi dire pas manifesté de douleur. Sinon, nous aurions essuyé un refus catégorique de la mère, quand il se serait agi de faire une autre injection. En somme il faudra user de persuasion douce et patiente.

Tandis que la mère ne tardera pas à se rendre compte qu'il lui est épargné beaucoup de petits ennuis, ou qu'il lui est évité une perte de temps journalière appréciable, le médecin de son côté sera certain que son traitement est fait; il connaîtra exactement la dose de mercure introduite dans l'organisme de son petit malade. Il pourra juger du moment favorable à la reprise du traitement, qui devra toujours être *répété* un certain nombre de fois par an, *même en l'absence de manifestations spécifiques.* Le nombre de séries à faire variera avec l'âge de la syphilis. Or dans les consultations de nourrissons dépendant des maternités les enfants qui ont 2 ans ne sont plus admis à la visite; nous ne pourrons donc dans ces consultations faire que les deux premières années de traitement.

Nous croyons qu'il faut faire la première et la seconde année 4 séries de 5 piqûres. Ainsi l'intervalle de temps qui séparera les séries sera de 2 mois exactement.

Nous proposerions de faire trois séries la troisième année et deux séries la quatrième.

Cette répartition du traitement intermittent n'est valable bien entendu que si aucune manifestation syphilitique se présente dans les périodes de cessation de traitement. La conduite à tenir autrement serait dictée par les événements.

IV. — INDICATIONS DES DIVERS MODES DE MERCURIALISATION

Les différentes méthodes de traitement général de la syphilis du nouveau-né étant exposées, il faut maintenant voir qu'est-ce qui guidera dans leur choix. Deux éléments sont à considérer : la nature des manifestations syphilitiques et leur intensité d'une part, les conditions de vie des parents d'autre part.

Nous avons vu précédemment les raisons pour lesquelles nous croyons devoir repousser les méthodes de Welander, de Prokhorow, et les bains de sublimé. Nous résumerons seulement ici les indications des traitements à conserver.

Les cas de syphilis grave, les cas dans lesquels les autres méthodes ont échoué, relèvent du traitement par les injections. L'action énergique et rapidement recherchée ne peut être obtenue en effet que si l'on peut, par tâtonnement en quelque sorte, approcher de l'intolérance. C'est donc aux sels solubles qu'il faudra avoir recours si aucun obstacle pratique ne vient s'opposer à ce que les injections soient pratiquées, s'il n'y a pas d'infection cutanée.

A quel sel donner la préférence. D'après ce que nous avons dit précédemment, il semble que ce soit au biiodure en solution aqueuse, puis au benzoate qu'il faille s'arrêter.

Quand les injections ne pourront être pratiquées, ou bien quand il s'agira de syphilis peu intense, de syphilis fruste, les frictions, l'ingestion de mercuriaux comme la liqueur de Van Swieten ou de lactate de mercure seront la plupart du temps de bons traitements. Si l'enfant a une peau facilement irritable on le traitera par la voie gastrique ; si au contraire il a déjà des troubles digestifs on préférera les frictions. Et cependant la diarrhée des petits syphilitiques disparaît souvent sous l'influence du traitement par ingestion comme dans une observation de Lévy-Frankel et dans notre observation IV. On ne peut donc pas dire d'une façon absolue que la diarrhée est une contre-indication à ce traitement.

Dans le traitement chronique intermittent de la syphilis du nouveau-né les mêmes préparations seront utilisées. Ou bien, si l'on craint des négligences de la part des parents, on fera des injections d'huile grise qui constituent le traitement chronique le plus sûr et le plus pratique pour les enfants qui suivent une consultation de nourrissons. Leur contre-indication principale sera l'insuffisance d'épaisseur des masses musculaires dans lesquelles sont faites habituellement les injections.

Le calomel pourrait être utilisé à la rigueur si les autres injections ne donnaient un résultat suffisant, mais seulement dans ce cas à cause de ses inconvénients sérieux.

V. — TRAITEMENT LOCAL

Il est souvent inutile d'avoir recours à un traitement local pour faire disparaître les syphilides, qui s'en vont sous l'influence du traitement général et de soins de propreté. Mais lorsqu'elles ont été négligées pendant un certain temps, lorsqu'elles siègent dans des régions irritées par frottement ou par le passage de liquides, de matières fécales, elles nécessitent une intervention thérapeutique locale.

Avant toute chose, pour obtenir la guérison il faut une très grande propreté, difficile à obtenir dans la région anogénitale de l'enfant.

D'où nécessité de lavages avec des solutions antiseptiques deux ou trois fois par jour. On pourra employer de l'hypochlorite de soude,

Liqueur de Labarraque.	1 partie.
Eau bouillie.	2 —

ou une solution de sublimé à 1/4000. Si on veut un traitement local, plus actif, on donnera tous les deux jours un bain de sublimé à 1/5000 ou à 1/10000 d'une durée de 10 minutes, à condition de n'avoir pas à faire à des syphilides ulcéreuses. Dans ce cas, l'absorption au niveau des solutions de continuité de la surface cutanée peut être assez importante pour donner lieu à des phénomènes d'intoxication. Dans les cas où les éruptions ont un caractère ulcéreux on aura recours de préférence à l'eau oxygénée à 12 volumes étendue de deux fois son volume d'eau bouillie.

Après lavage on saupoudrera les lésions avec de la poudre de calomel, ou de sous-nitrate de bismuth, ou d'oxyde de zinc, ou du mélange suivant :

Poudre d'oxyde de zinc.	10 grammes.
Poudre de talc.	40 —

Quand les éléments éruptifs sont recouverts de croûtes molles et minces, il faut d'abord faire tomber celles-ci en appliquant des cataplasmes de fécule froids, puis ensuite on fait des lotions avec l'un des antiseptiques sus-énoncés. On pourra encore enduire les lésions d'une pommade de calomel au 1/20 ou au 1/30, ou d'une pommade à l'oxyde jaune de mercure.

Oxyde jaune de mercure.	0,50 centigr.
Vaseline.	20 grammes.

Si les syphilides prennent un développement exagéré il faut avoir recours tous les 3 ou 4 jours aux cautérisations, qui seront faites soit avec le crayon de nitrate d'argent, soit avec une solution de nitrate d'argent au 1/10, soit enfin avec le nitrate acide de mercure.

Au crayon de nitrate il faudra préférer la solution, car le crayon peut être employé dans la suite par erreur ou par oubli chez des individus non syphilitiques et les contaminer.

Quant au nitrate acide de mercure, il faut le manier avec beaucoup de prudence, car il est très caustique et peut déterminer des accidents d'hydrargyrisme. L'attouchement sera fait légèrement au moyen d'une baguette de bois à bout plus ou moins arrondi. Comme les régions touchées se tuméfient légèrement, le même point ne sera touché que tous les 5 ou 6 jours. Dans les régions où deux surfaces cutanées sont en contact, on les isolera l'une de l'autre par une petite quantité d'ouate maintenue en place par un bandage en T pour la région ano-génitale.

Sur les exostoses ou périostoses on applique l'emplâtre de Vigo.

Le *coryza*, qui est souvent le point de départ des excoriations et des fissures des lèvres par suite de l'écoulement des sécrétions nasales, qui peut être une cause d'obstruction nasale assez marquée pour empêcher la succion, la déglutition, qui peut enfin entraîner des complications infectieuses locales et à distance, entre autres la broncho-pneumonie, et des troubles de nutrition générale, le coryza, disons-nous, pour toutes ces raisons, nécessite un traitement approprié. Celui-ci consistera en nettoyages fréquents du nez faits avec un tampon d'ouate hydrophile stérilisée, effilé, enroulé autour d'une petite baguette de bois et imbibé d'eau boriquée. Le soir, on introduira à l'orifice des narines de l'enfant, toujours au moyen d'un peu d'ouate, gros comme une lentille d'une pommade au calomel au 1/30 ; si les mucosités sont abondantes, on les aspirera auparavant au moyen d'une poire. La pratique des irrigations nasales ne nous paraît pas recommandable, cette irrigation pourrait quelquefois favoriser l'extension de l'infection au naso-pharynx, au pharynx et ensuite aux autres voies aériennes.

Enfin on peut avoir recours aux cautérisations répétées faites au moyen d'un tampon d'ouate imbibé d'une solution de nitrate d'argent au 1/200.

En cas d'*onyxis*, on protègera l'ongle dans la journée, le soir on fera une application de pommade au calomel recouverte d'ouate. L'emplâtre de Vigo pourra aussi rendre service.

VI. — HYGIÈNE ET ALLAITEMENT.

Le traitement dirigé contre l'infection syphilitique est insuffisant pour obtenir la guérison de l'enfant. Il est toute une série de soins que nécessite son état « d'inaptitude à la vie », soins d'autant plus importants que l'enfant est plus petit. Le prématuré, en effet, présente un organisme imparfait, peu résistant dont chaque appareil aura une exigence.

Ses muscles de la succion sont sans force pour teter, si bien qu'il prendra une quantité de lait insuffisante, il est inanitié. Ses glandes digestives sécrètent et élaborent mal. Son foie fonctionne imparfaitement, les graisses sont mal utilisées. Enfin, l'élaboration lente et incomplète des produits de la digestion le prédispose à la gastro-entérite. Toutes raisons pour que son alimentation soit le sujet d'un sérieux examen. Tout d'abord quel aliment donner ? Le lait, et le lait maternel, puisque tout enfant issu de femme syphilitique, ou syphilitique sans que la mère porte de stigmates spécifiques, doit être allaité par elle, conséquence des lois de Baumès Colles, et de Profeta. Dans le cas où il est impossible à la mère de nourrir, on peut avoir recours à une nourrice syphilitique, mais cette pratique qui nécessite la divulgation du secret est souvent impossible. Pour avoir du lait de femme il ne reste plus qu'un moyen : l'allaitement indirect par des nourrices saines, procédé dangereux puisque celles-ci peuvent se contaminer au contact de lésions cutanées de l'enfant.

L'impossibilité de donner un lait de femme autre que celui de la mère doit donc nous conduire à insister auprès de celle-ci pour qu'elle mette son enfant au sein, même si la sécrétion lactée paraît insuffisante. Grâce à la persévérance, le lait, au bout de quelques jours, peut être assez abondant. Ce sont les pesées des tetées qui guideront dans la réglementation de l'alimentation.

Pour les dix premiers jours on se reportera aux tableaux dressés par le Pr Budin, les jours suivants on donnera par 24 heures une quantité de lait égale au 1/5 du poids de l'enfant et prise en 8 tetées. Mais on peut se trouver en présence de deux difficultés :

Ou bien l'enfant ne tette pas.

Ou bien l'enfant cesse de teter quand il a pris quelques grammes seulement.

Dans ce dernier cas il peut suffire de donner le sein toutes les heures. Dans le premier cas plusieurs moyens sont à notre disposition ; la teterelle permettant à la mère d'aider la venue du lait par aspiration, l'ingestion au verre ou à la cuiller, enfin le gavage.

Celui-ci donne peu à peu à l'enfant la force de teter ; aussi remplace-t-on progressivement un, deux, trois gavages par des tetées jusqu'au moment où ils deviennent inutiles.

Quel que soit le procédé employé, les repas seront d'autant plus nombreux que l'enfant sera plus jeune et plus faible, la capacité de son estomac plus petite et par suite plus petite aussi la quantité de lait à donner.

Si l'allaitement maternel a été impossible, ou s'il est insuffisant, force est bien de chercher un lait animal convenant à l'enfant.

Le lait d'ânesse est celui qui, par sa composition, se rapproche le plus de celui de femme. Il est bien digéré. Mais comme il ne supporte pas l'ébullition, on est obligé de le donner cru, ce qui peut être un danger, s'il n'est pas recueilli dans des conditions de propreté rigoureuse, et donné peu de temps après avoir été tiré.

Le lait de chèvre très riche en caséine est peu digestible.

Le lait qui rend de réels services, soit dans l'allaitement mixte, soit dans l'allaitement artificiel, est le lait de vache, stérilisé industriellement ou stérilisé par l'appareil Soxhlet-Budin. Ne vaut-il pas mieux préférer le lait coupé d'eau au lait pur ? On ne peut pas répondre d'une façon absolue, la conduite à tenir devant être dictée par l'état de l'enfant. Tout ce que nous pouvons dire, c'est que dans l'allaitement mixte, le lait de vache pur stérilisé a toujours été bien supporté par les nourrissons que nous avons suivis.

Quel que soit le mode d'allaitement adopté, de grands soins de propreté sont d'une extrême importance ; lavages des bouts de seins de la mère, nettoyage des pis de l'animal avant et après les tetées avec de l'eau bouillie ; tous les objets qui peuvent servir à donner le lait à l'enfant : teterelles, bouts de sein, tetines, biberons, gaveuses, verres, cuillers, ne devront servir qu'à lui et devront toujours être nettoyés avec soin dans une solution de sublimé à 1/10 000 et rincés ensuite à l'eau bouillie. Quel que soit encore le mode d'allaitement, les quantités de lait devront être rigoureusement dosées à chaque tetée, ce qui est facile dans le cas d'alimentation artificielle, ce qui est un peu plus ennuyeux peut-être quand il faut peser l'enfant avant et après chaque tetée, mais ce qui est nécessaire.

Donc propreté, réglementation pour tous les nouveau-nés, surtout s'ils sont syphilitiques.

Mais chez les prématurés il est un appareil autre que le tube digestif qui doit être l'objet d'une attention toute particulière, c'est l'appareil régulateur thermique, dont il faut se préoccuper aussitôt après la naissance. Chez eux en effet l'abaissement de la température est rapide, marqué, la surface du corps étant relativement très grande par rapport au poids et favorisant ainsi la déperdition de calorique par rayonnement. La température rectale tombe quelquefois à 32 degrés et même au-dessous. Il est donc urgent d'empêcher une perte exagérée de calories en entourant l'enfant d'ouate et en le mettant en couveuse à 25 degrés et même davantage, selon le refroidissement. Il n'en est sorti que pour les tetées et les bains chauds. Ceux-ci donnés à la température de 35 ou 36 degrés favorisent le retour à la température normale et luttent en même temps contre l'infection cutanée.

C'est que le prématuré est en état de moindre résistance comme le prouvent les affections broncho-pulmonaires dont il meurt fréquemment.

Pour avoir quelque chance de les éviter il faudra

veiller à faire autant que possible l'asepsie des voies respiratoires supérieures nez et bouche, faire des inhalations d'oxygène qui favorisent les échanges respiratoires et permettront aux poumons de mieux se défendre.

Enfin un excellent moyen de stimulation générale est le sérum artificiel, qui sera injecté, avec beaucoup de prudence, quand le poids sera stationnaire, ou diminuera.

En somme le nouveau-né syphilitique qu'il soit prématuré ou non, a besoin pour vivre d'une hygiène parfaite, nécessitée par son état précaire, par sa prédisposition aux infections marquée quelquefois après sa naissance par une élévation de température traduisant une infection digestive ou respiratoire passagère.

VII. — AVENIR DU NOUVEAU-NÉ SYPHILITIQUE

Un nouveau-né qui a été traité pour des accidents syphilitiques indubitables, disparus plus ou moins rapidement, n'est évidemment pas guéri malgré une bonne apparence, malgré une augmentation de poids régulière. Comme l'adulte il doit être soigné pendant 3 et 4 ans de façon intermittente et c'est à ce prix-là seulement, après un traitement bien dirigé, qu'on peut espérer sa guérison. En est-il souvent ainsi ? Malheureusement non. Suivant qu'il sera né dans un milieu social ou un autre, l'enfant aura plus ou moins de chances d'être, pourrait-on dire, blanchi, d'être sauvé.

S'il a la bonne fortune d'être issu de parents aisés, intelligents, qui, sans peine, comprendront leur médecin, et suivront ses conseils, alors il guérira très probablement. Mais s'il naît dans une famille besogneuse, dans une famille de gens inintelligents ou trop peu instruits, sa destinée sera tout autre, et généralement pitoyable. Dans le premier cas en effet il sera systématiquement suivi et traité. Dans le second cas, ce qu'on peut souhaiter de mieux pour le petit malade c'est qu'il naisse dans une Maternité.

Là lui seront prodigués tous les soins minutieux désirables tant au point de vue du traitement de l'infection, qu'au point de vue de l'hygiène alimentaire et corporelle.

Il y a tout lieu d'espérer conjurer le mal au début momentanément.

En effet la mère n'ayant plus besoin d'être hospitalisée sera faite sortante, bien heureux encore si elle a consenti à rester à l'hôpital le temps nécessaire. C'est alors qu'il faut obtenir d'elle de venir montrer son enfant toutes les semaines à la consultation de nourrissons dans l'intérêt du petit malade et dans son intérêt propre puisqu'on peut la soigner en même temps que lui. Si on ne se heurte pas à une mauvaise volonté on parviendra à la persuasion assez facilement soit en l'apitoyant sur le sort navrant de son pauvre petit, soit en lui faisant espérer des récompenses en espèces sonnantes ou en bons de viande si elle le soigne avec dévouement.

Le consentement obtenu après une longue et patiente insistance, on peut donc espérer suivre pendant un certain nombre de mois le petit syphilitique. Si son état est médiocre il est ramené régulièrement. Mais le jour où il présente un bon aspect général, où il augmente de poids quotidiennement la mère est tentée de cesser ses visites croyant que la guérison est obtenue, que tout conseil médical est désormais inutile. C'est là une chose à laquelle on doit toujours s'attendre car elle se reproduit constamment. De nouveau il faut, comme nous l'avons vu si souvent faire par notre maître, M. Maygrier, expliquer à la mère les dangers qui menacent l'enfant malgré sa belle apparence, lui répéter la nécessité de la réglementation de l'alimentation, la nécessité de répéter le traitement spécifique même en l'absence de toute manifestation appréciable.

Et ainsi dans quelques cas l'enfant peut être observé jusqu'à l'âge de 2 ans époque à laquelle il ne paraîtra plus à la consultation des nourrissons.

Alors que devient-il ? Il n'est plus suivi, les parents ne se préoccupent plus de lui malgré les recommandations qu'on a pu leur faire, jusqu'au jour où il aura une rechute. Au moment où ils s'apercevront de lésions cutanées ou autres, peut-être déjà le petit malade aura contagionné quelque autre enfant, quelqu'un de son entourage. Quant à lui, reconduit dans un hôpital d'enfants il sera de nouveau soigné pendant quelque temps. Mais sera-t-il tout à fait guéri ?

Il faudrait donc pouvoir suivre les hérédo-syphilitiques pendant leurs quatre premières années.

C'est ce qu'a pu réaliser le Pr Welander de Stockholm grâce à des personnes charitables qui ont acheté un petit asile où sont hospitalisés pendant 4 ans environ les petits syphilitiques. Ils sont une quinzaine soignés par le Pr W. avec un personnel composé d'une surveillante et de 3 nourrices. La dépense totale annuelle est d'environ 6 000 marks (11 400 francs). Les résultats sont très satisfaisants.

On conçoit toute l'importance, toute l'utilité d'une telle œuvre qui s'attache à diminuer la mortalité des nouveau-nés syphilitiques et à faire d'eux des individus non contagieux et vigoureux.

Examinons comment pourrait être organisée une œuvre inspirée de celle-ci.

Les femmes qui accoucheraient dans les Maternités d'enfants syphilitiques seraient dirigées à leur sortie dans un service spécial où elles continueraient à élever leurs enfants surveillées par le médecin, qui s'occuperait à la fois du traitement de la mère et de l'enfant. Quand celle-ci serait incapable de nourrir, il serait facile dans ces conditions de trouver parmi les hospitalisées une nourrice. Et ainsi serait considérablement simplifiée cette difficile besogne de trouver une femme pouvant donner le sein à un petit spécifique.

Inutile de garder les mères pendant les quatre années de séjour qui seraient exigées. Dès que leur enfant serait sevré, elles reprendraient leur vie habituelle à moins que leur lait ne soit nécessaire pour d'autres. On profiterait alors des visites qu'elles feraient à leurs bébés pour continuer à les soigner par les piqûres d'huile grise de préférence.

Celles-ci sont vite faites, actives, et n'ont vraiment pas d'inconvénient.

Quant au personnel, il serait très restreint, toutes les femmes pouvant être utilisées dans le service à des travaux divers en même temps que leur éducation de mère serait parfaite.

De cette façon serait réalisé ce traitement idéal du nouveau-né syphilitique, puisqu'au traitement mercuriel poursuivi de façon systématique pendant assez longtemps, se joindraient toutes les conditions désirables pour son bon développement : l'alimentation au lait de femme, et l'hygiène rigoureuse. Ainsi seraient évitées des contagions, sauvées bien des existences d'enfants.

CONCLUSIONS

1° La première condition pour lutter contre la mortalité des nouveau-nés syphilitiques est de recourir au traitement mercuriel dès que le diagnostic est certain, ou même seulement probable.

2° Le choix de la préparation mercurielle à employer devra s'inspirer de la gravité de l'affection et de la variété de ses manifestations d'une part, des conditions sociales des parents du nourrisson d'autre part.

Des méthodes étudiées, quelques-unes seulement sont à retenir.

A. — Les frictions d'*onguent napolitain* pratiquées à la dose de 1 à 2 grammes par jour, et dans les conditions déterminées, constituent une médication assez active, pouvant se trouver dans la moindre officine de campagne. Elles trouvent leur principale indication chez les nouveau-nés syphilitiques ayant eu des troubles alimentaires. L'apparition, en cours de traitement, d'érythèmes, d'eczémas, de diarrhée devront le faire suspendre.

B. — Les trois préparations à prendre par voie buccale semblent indiquées de préférence chez les nouveau-nés atteints de syphilis fruste, et nourris au sein ou à l'allaitement mixte. L'existence de diarrhée avant le début du traitement n'est pas une contre-indication, puisqu'elle en bénéficie. Si au contraire elle survient accompagnée de troubles gastriques au cours du traitement, il faut cesser celui-ci.

Ces trois préparations seront données aux doses journalières suivantes :

Mercurium cum cretâ. — 2 à 5 centigrammes, incorporés à du sucre de lait.

Liqueur de Van Swieten. — Dix à quarante et même soixante gouttes dans les premiers mois ; jusqu'à 4 et 5 grammes après un an.

Lactate mercurique. — Dix à quarante gouttes.

Ce dernier peut être essayé même quand il y a eu intolérance gastrique à l'égard de la liqueur de Van Swieten.

Les syphilides à tendance ulcéreuse ou hypertrophique nécessitent, outre le traitement général, un traitement local approprié.

C. — Des préparations de sels solubles, la moins douloureuse est la solution aqueuse de *biiodure,* dont on fait 1/2 à 3 milligrammes par séries de dix à quinze piqûres faites tous les jours pendant 10 à 15 jours et suivies d'un repos de 15 jours. Ces injections seront pratiquées de préférence dans les cas de manifestations syphilitiques viscérales, osseuses, ou de lésions quelconques persistant malgré les traitements précédemment cités.

D. — Pour réaliser le traitement spécifique de façon

intermittente et chronique, les injections d'*huile grise*, pratiquées à la dose de 1 à 3 centigrammes de mercure tous les huit jours par série de cinq ou six, sont inoffensives, efficaces, et constituent la méthode de choix, principalement dans les consultations de nourrissons. Ce sont les seules injections insolubles auxquelles on puisse avoir recours.

A titre exceptionnel cependant, l'usage du *calomel* (1 à 2 centigrammes) tous les huit ou quinze jours jusqu'à concurrence de 6 piqûres pourrait être tenté, au cas où les autres méthodes auraient échoué.

3° Le traitement général et le traitement local ne seront véritablement efficaces que si l'enfant est l'objet de soins de propreté rigoureux, et si son alimentation est bien réglée.

La surveillance attentive et prolongée d'un médecin étant donc de toute nécessité, c'est par les consultations de nourrissons qu'on peut actuellement espérer guérir les petits syphilitiques.

4° Une œuvre telle que celle de Welander serait, à ce point de vue, un utile complément des consultations de nourrissons.

INDEX BIBLIOGRAPHIQUE

BALZER. — Traité de Médecine et de Thérapeutique. *Syphilis*.

BARLERIN. — Soins donnés aux nourrissons syphilitiques à la consultation de la clinique Tarnier (*Thèse*, Paris, 1901).

BARTHÉLEMY, LAFAY, LÉVY-BING. — Sur les injections de biiodure de mercure dans le traitement de la syphilis (*Ann. de Derm. et de Syphilis*, 1901).

BARTHÉLEMY, LÉVY-BING, SCHWAB. — Traitement de la syphilis chez les nouveau-nés par les injections mercurielles insolubles (*Syphilis*, 1904).

BAZIN. — Traitement de la syphilis du nouveau-né (*Thèse*, Paris, 1906).

BERRE. — Étude clinique sur l'hérédosyphilis à forme fruste chez les nourrissons (*Thèse*, Paris, 1900).

BLANCHET. — Contribution à l'étude de la syphilis chez les nouveau-nés (*Thèse*, Paris, 1902).

BLUMENTHAL. — De l'emploi de l'atoxyl en médecine (*Mediz. Klinik.*, 24 mars 1907).

BODIN. — Injections d'huile grise dans le traitement de la syphilis (*Presse Médicale*, 26 novembre 1906).

BOISSARD. — Les hérédo-syphilitiques (*Presse Médicale*, 20 février 1904).

BOISSARD et DÉVÉ. — La nutrition chez les hérédo-syphilitiques. Marche et valeur de la courbe alimentaire (*Bull. Soc. d'Obst. de Paris*, 1904).

CHASSAGNE. — Traitement de la syphilis chez les nouveau-nés (*Thèse*, Paris, 1904).

DESMOULIÈRE. — Pharmacologie du lactate mercurique ou lactate neutre du mercure (*Ann. des Mal. Vénér.*, Paris, 1906).

DUHOT. — Technique des injections d'huile grise (*Policlinique centrale de Bruxelles*, juillet, 1906).

EMERY. — Traitement de la syphilis (1906).

EMERY et DRUELLE. — Les injections de biiodure de mercure en solution aqueuse dans le traitement de la syphilis.

A. FOURNIER. — Nourrices et nourrissons syphilitiques.

— Syphilis et mariage.

FRANCESCHINI. — Histologie pathologique du cordon ombilical dans l'hérédo-syphilis (*Syphilis*, 1904).

GASTOU. — Traité des maladies de l'enfance. *Syphilis.*

HALLOPEAU. — Traitement de la syphilis par l'anilarsinate de soude suivant le procédé de M. Paul Salmon (*Revue scientifique*, 15 juin 1907).

JACQUOT et FERRAND. — Traitement de la syphilis, 1907.

KEIM. — Du traitement du nouveau-né issu de syphilitique et sans syphilis apparente (*Syphilis*, 1904).

LESSER. — Le traitement de la syphilis envisagé à la lumière des connaissances nouvelles acquises dans l'étude de cette infection (*Soc. de Méd. int. de Berlin*, 10 juin 1907, 1er juillet 1907).

LÉVY-BING. — Injections mercurielles intra-musculaires dans la syphilis (*Thèse*, Paris, 1902).

LÉVY-FRANKEL. — Le lactate neutre de mercure dans le traitement de la syphilis infantile (*Ann. des Mal. Vénér.*, décembre 1906).

MAYGRIER. — Les consultations de nourrissons, 1903.

MÉRY. — Syphilis héréditaire (*Rev. génér. de clin. et de thérap.*, Paris, 1903).

MINASSIAN. — Terapia della sifilide infantile : iniezioni di calomelano a forti dosi (*Riv. veneta di sc. med. Venezia*, 1906).

NATTAN-LARRIER et BRINDEAU. — Présence du spirochetæ pallida dans le placenta syphilitique (*Soc. de Biologie de Paris*, 27 janvier 1907).

Nattan Larrier et Brindeau. — Passage du spirochetæ pallida des tissus fœtaux aux tissus maternels dans le placenta syphilitique (*Soc. de Biologie de Paris,* 3 février 1907).

Pouchet. — Précis de pharmacologie et de matière médicale, 1907.

Pouzol. — De l'importance diagnostique de la courbe alimentaire dans certains cas d'hérédo-syphilis (*Thèse,* Paris, 1894).

Rudaux. — Traitement prophylactique de la syphilis héréditaire (*Clinique,* Paris, 1906).

Schwab. — De la syphilis du placenta (*Thèse,* Paris).

Schwab et Lévy-Bing. — Traitement de la syphilis chez les nouveau-nés par les injections mercurielles solubles (*Ann. de méd. et de chirurg. inf.,* Paris, 1904).

Schwab et Lévy-Bing. — Traitement de la syphilis infantile par les injections de biiodure aqueux (*Soc. d'Obstétr. de Paris,* 17 décembre 1903).

Trémolières. — Injections mercurielles intramusculaires dans la syphilis (*Presse Médicale,* 25 mars 1903).

Trousseau et Pidoux. — Traité de thérapeutique et matière médicale, 1858.

Variot. — Les diverses méthodes pour administrer le mercure chez les enfants : les bons effets de la poudre grise dans la syphilis héréditaire (*Bull. et Mém. Soc. Méd. des hop.,* Paris, 1905).

Wallich et Levaditi. — Recherche des spirochètes dans le placenta (*Soc. de Biologie,* Paris, 27 janvier 1906).

Welander. — Zur Frage von der Behandlung mit Quecksilbersäcksen (*Arch. f. Dermatol. u. Syph.,* Wien, 1899).

Welander. — Wie und wo sollen wir hereditärsyphilitische Kinder behandeln? (*Bull. Klin. Wochenschr.,* 1904).

CHARTRES. — IMPRIMERIE DURAND, RUE FULBERT.

www.ingramcontent.com/pod-product-compliance
Ingram Content Group UK Ltd.
Pitfield, Milton Keynes, MK11 3LW, UK
UKHW020230220726
13923UKWH00002B/593